『时令节气与健康』你问我答

国家卫生健康委宣传司 编

人民卫生出版社
·北 京·

U0880002

版权所有，侵权必究！

图书在版编目（CIP）数据

“时令节气与健康”你问我答 / 国家卫生健康委宣传司编. -- 北京 ：人民卫生出版社，2025. 1（2025. 10重印）.
ISBN 978-7-117-37660-0

I. R161-49

中国国家版本馆 CIP 数据核字第 2025UX4921 号

人卫智网	www.ipmph.com	医学教育、学术、考试、健康，购书智慧智能综合服务平台
人卫官网	www.pmph.com	人卫官方资讯发布平台

“时令节气与健康”你问我答
“Shiling Jieqi yu Jiankang” Niwen Woda

编　　者：国家卫生健康委宣传司
出版发行：人民卫生出版社（中继线 010-59780011）
地　　址：北京市朝阳区潘家园南里 19 号
邮　　编：100021
E - mail：pmph @ pmph.com
购书热线：010-59787592　010-59787584　010-65264830
印　　刷：北京华联印刷有限公司
经　　销：新华书店
开　　本：710 × 1000　1/16　印张：12
字　　数：129 千字
版　　次：2025 年 1 月第 1 版
印　　次：2025 年 10 月第 4 次印刷
标准书号：ISBN 978-7-117-37660-0
定　　价：86.00 元
打击盗版举报电话：010-59787491　E-mail：WQ @ pmph.com
质量问题联系电话：010-59787234　E-mail：zhiliang @ pmph.com
数字融合服务电话：4001118166　E-mail：zengzhi @ pmph.com

《“时令节气与健康”你问我答》编委会

（以姓氏笔画为序）

丁荣晶　于　康　马长生　王　辰　王　荃　王　冀
王华庆　王全桂　王志宏　王丽萍　王建安　仝小林
吉训明　朱　兰　朱立国　刘兆平　刘清泉　米　锋
李燕明　杨志敏　杨京华　杨舒楠　余文周　宋英杰
张　晋　张　漓　张代涛　张宇辉　陈文慧　胡强强
徐建国　郭立新　唐旭东　黄亚博　龚燕冰　常昭瑞
崔永华　彭质斌　鲁　艺　童朝晖　樊晶光　潘力军
魏文斌

『时令节气与健康』你问我答

前言

二十四节气是我国农耕文化的瑰宝，承载着丰富的历史文化内涵，也与群众生产生活和健康息息相关。

国家卫生健康委 2024 年 6—12 月举办“时令节气与健康”系列发布会 13 场，将优秀传统文化和科学健康知识相融合，让健康科普切实服务于群众日常生产生活。这些权威、实用的健康知识与技能受到广大群众的热烈欢迎。我们精选了大家关注的热点问题，编纂成《“时令节气与健康”你问我答》一书。

书中的健康知识涉及中医、西医、疾病预防、营养、运动等多个领域，重点介绍具有时令节气特色的中医养生、传染病预防、慢性病管理、急救知识与技能等。比如，夏季高温天气如何防暑，儿童青少年意外伤害如何防范，秋、冬季呼吸道传染病高发如何应对，以及心脑血管疾病如何防治等。另外，还有中医穴位按摩、饮食营养和科学运动等内容，群众在家即可学习运用，调理身心。

希望本书能成为广大读者愿意放在身边时常翻看的健康工具书。我们也将持续推出更多科学权威、通俗易懂、贴近生活且实用性强的健康科普读物，服务群众健康。

国家卫生健康委宣传司

2025 年 1 月

目录

目录

『时令节气与健康』你问我答

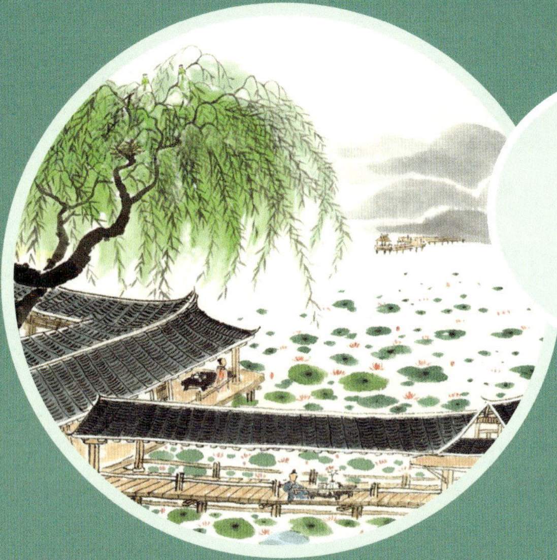

夏至

夏至是盛夏的起点，此时万物繁盛至极，草木葳蕤，生机蓬勃。夏至期间的气候特点是气温高、雨水充沛、湿气较重。在此期间，掌握预防中暑、合理膳食、慢性病防治等健康知识，做好健康防护尤为重要。

1.

高温酷暑季节，户外劳动者（如外卖员等）极易中暑，应该如何预防？

关注天气预报并合理安排作业：对于能够调整作业时间的人群，应避免高温时段作业或外出活动。对于外卖员等难以调整作业时间的群体，外出时须加强个人防护，如穿戴防晒服、遮阳帽，避免阳光直射皮肤。同时，建议随身携带藿香正气水等防暑药物，以备不时之需。

及时补充水分和电解质：应多饮用淡盐水或含电解质的清凉饮料，以补充流失的水分和电解质，尽量避免饮用含糖或碳酸饮料。

注意饮食与起居：日常饮食应以易消化、清淡为主，多吃富含水分的新鲜蔬菜和水果。保持规律的充足睡眠，避免长时间熬夜，有助于预防中暑。此外，持续工作一段时间后，应适当休息，以提升工作效率并确保安全生产。

关注自身健康状况：患有心脑血管疾病、呼吸系统疾病等不适合长时间高温作业的劳动者，应尽量避免从事高温室外的露天作业，以防发生意外。

2.

高温高湿天气，很多人喜欢喝冷饮、吃冰镇食品来消暑，中医如何看待这样的消暑方法，此外还有哪些饮食注意事项需要关注？

健康人群少量、适度地喝冷饮有利于快速消除暑热、避免消耗人体正气。夏令时节，由于人出汗比较多，容易导致人体肺、脾、胃等脏腑偏虚。此时若贪食冷饮、冰冻水果等，很容易损伤脾胃，导致脾胃运化功能异常，进而出现积食、腹痛、腹泻甚至发热等症状。夏季贪食冷饮是引发消化道疾病的重要因素，对于儿童、孕妇、老年人和各种慢性病的人群，贪食冷饮更易诱发疾病或使慢性病急性发作。

在饮食方面，可适量食用绿豆、西瓜来养阴清暑；夏季也要适当补阳气，比如做菜时可加入生姜、胡椒、花椒等调味；此外，山楂、陈皮等食材有助于保阳气、理气化湿，调整脏腑功能。这样的饮食有助于阳气宣发、气机运行，减少暑湿对人体的伤害，从而降低暑热影响。

3.

中医如何看待吹空调消暑？

夏季易出汗，特别是运动后往往大汗淋漓。从中医的角度来看，此时人体的毛孔处于张开状态，如果突然进入温度过低的空调房间或直面空调、风扇，会导致毛孔闭塞，不仅起不到解暑的作用，反而会导致人的阳气郁于体内，进而头痛、身上困重、乏力，甚至出现腹痛、腹泻等症状，这些情况在中医看来是中暑的表现。长期如此，还可能伤及脾胃、耗伤阳气，并可能导致相关慢性病急性发作。

空调的使用须理性。建议科学、规范地使用空调：温度设置到26℃左右，并根据每个人的体感进行适当调整；在空调使用的间隙，也要适当进行室内通风，如果室内不通风，空调自动关闭后致人闷醒、热醒，可能引发心脑血管慢性病的突然发作；此外，保证室内的温度适宜也有助于提高睡眠质量。

4.

夏季有哪些生活起居习惯需要注意?

《黄帝内经》是中医理论的经典之作，提出了“春夏养阳”的概念，即夏季要注意保护自己的阳气，在生活起居上，应遵循“夜卧早起”的规律，即相较于其他季节，可以稍晚一些睡觉，早些起床。从自然规律上来讲，人应日落而眠，因为夏天日落比较晚，所以可以晚一点儿睡觉，但不能晚于零点。此外，中午应适当休息，但须注意控制时间，短暂躺下养神即可，过长的午休反而不利于身体健康。

对于儿童、孕妇、老年人等特殊群体，在夏季12—15时这个高温时段，应尽量减少外出活动，以防中暑。如果出现中暑症状，应立即转移到阴凉、通风的地方，并及时补充水分。如果半小时内症状未能缓解，甚至有所加重，应立即就医。

5.

在夏季高温天气，如何避免食源性疾病？

夏天食源性疾病主要由细菌引起。在我国西南地区，蘑菇中毒也较为常见。夏天预防食源性疾病的最主要做法就是要遵循食品安全的五个基本原则：保持清洁，生熟分开，烧熟煮透，保证食品安全的温度，使用安全的水和原材料。下面是一些具体做法。

选用新鲜食材并即时处理：优先选择新鲜的食材，购买后应尽快清洗并加工，做到即买即做，即做即食，确保食材新鲜。在加工食材（如鸡、鸭、鱼肉、蔬菜、豆类食品等）时，确保烧熟煮透，以杀灭潜在的细菌。

妥善储存与处理食品：未使用的食材及剩饭剩菜应及时放到冰箱里冷藏和冷冻，放置时保证生熟分开，并确保食品之间有适当的间隙，以降低交叉污染风险。在冰箱内建议食品分层、分类摆放：如上层放置即食熟食、奶；下层放置需要热加工的鲜肉、生鱼等。

避免在冰箱里储存大量食物：虽然低温冷藏可以抑制部分细菌生长，但并非对所有细菌都有效，如单增李斯特菌在 0℃仍能生长繁殖，并污染其他的食品。因此不建议一次性将大量食品放到冰箱里储存。此外,从冰箱里取出的剩饭剩菜在食用前必须充分加热,以确保食品安全。

远离野生蘑菇,预防中毒:不采摘、不购买、不食用野生蘑菇。避免接触野生蘑菇可以在很大程度上保障食品安全,预防食源性疾病的发生。一旦出现食物中毒的症状,如恶心、呕吐、腹痛、腹泻,甚至产生幻觉等,应立即停止食用可疑食品,采取紧急催吐的自救措施,并尽快前往医院接受专业救治,以防止病情恶化。

6.

夏天天气炎热,高血压患者应该注意什么?

低钠饮食(限钠):钠盐摄入过多与高血压有明确的关系。按照世界卫生组织的建议,每日钠盐摄入量应控制在 5g 以下。

减重:减重有助于血压控制。肥胖易导致胰岛素抵抗,使身体对胰岛素敏感性降低,进而加剧高血压。因此,运动减重对血压控制非常有益,在血压处于安全范围内时,适当运动能明显使血压保持平稳。运动需要选择合适的时机,如早晚较凉爽,避免阳光暴晒。同时,保持心态平和对于血压稳定至关重要。

戒酒限酒:吸烟会加速血管动脉硬化,加剧血压升高;饮酒会导致心率增快、血压升高。

药物治疗:应使用药物将血压控制在 140/90 毫米汞柱以下。对于特殊人群,如糖尿病合并高血压患者,血压应该控制在 130/80 毫米汞柱以下。

补水补液：夏季易出汗过多、体液丧失过多，高血压患者应及时补充水分，并适当饮用含电解质的饮料。若患者使用的降压药包括利尿剂或血管扩张剂，更应密切关注血压波动，因为血压波动可能导致老年人跌倒，增加骨折风险。

均衡营养：注重低钠高钾的饮食，以保持营养均衡。

监测血压：若血压难以控制，应及时就医，调整治疗方案。

7.

户外活动时，如何辨别自己是否中暑？中暑后应该采取哪些急救措施？

中暑通常会有一个由轻到重的渐进过程。在高温环境下工作或活动一段时间之后，若出现头晕、头痛、乏力、口渴、面色潮红等症状，就可能是中暑了，这些症状即为中暑的先兆。若出现短暂且间歇发作的肌肉痉挛，俗称“抽筋”，这可能是由于钠盐丢失导致的热痉挛。热痉挛一般发生在初次进入高温环境工作或运动量过大、大量出汗且仅补充了水分的人群中。此外，若表现出多汗、皮肤湿冷、面色苍白、心率明显升高，可能是体液和钠盐丢失过多引起热衰竭，这种情况若得不到及时处理，很可能发展为热射病。热射病是中暑里最严重的，典型症状是急骤高热、皮肤干热以及不同程度的意识障碍，严重时可能导致多器官功能障碍。

中暑后的急救措施：若在高温天气户外工作或者活动时，出现了中暑的先兆症状，如头痛、头晕等，应立即前往阴凉处休息并补充水分。中暑者若已无法自行走动,应及时向他人求助;若发生肌肉痉挛,除上述措施外,还应适当饮用含盐或电解质的饮料(如含钠、钾、镁等元素的饮品);若不适症状持续存在并加重,应及时就医。特别是如果出现了皮肤灼热、意识模糊、言语不清甚至昏迷等症状,要即刻就医。

8.

中医提倡冬病夏治,如何利用夏季治疗冬天易发或易加重的疾病?

冬病夏治指的是在夏天采取一些措施和办法,治疗和预防冬天容易发作或加剧的疾病。这种治疗方法源于中医“天人相应”和“春夏养阳”的理论,这两种理论认为人和自然是一体的,其阳气变化也是一致的。冬天某些疾病频发,主要原因是阳气不足或者寒湿重,因此,顺应自然规律,在春、夏季节补充阳气,是一种巧妙的治疗方法,顺势而为,温阳散寒。但要注意以下几点。

治疗时机:通常选择三伏天进行治疗。三伏天在小暑至立秋之间,是一年最湿热且自然界阳气最为充盛的时间。此时,人体阳气也最为充盛,毛孔舒张,经络气血运行通畅,这时候借助“温”“热”的力量,是驱除体内伏寒的最佳时机。

适用病症:适用于冬天容易发作的支气管哮喘、慢性气管炎、慢性阻塞性肺疾病、过敏性鼻炎,以及频繁感冒等病症。

适用人群:此疗法并非人人适宜,较适合于中医判断属于阳虚者，这类人群通常手脚偏凉，怕冷怕风，偏好温暖的环境。

治疗方法： 冬病夏治的治疗方法有很多种，最常用的为“三伏贴”。此外，还有拍打经络、按摩穴位、温针灸、艾灸、泡脚等方法。艾灸时，务必注意用火安全。同时，为避免艾烟导致呼吸道疾病患者病情加重，呼吸道敏感者应避免使用艾灸。除了上述方法，适当进食温阳食品，如羊肉、牛肉、鸡肉、猪肚等，可以温养阳气、补助正气。

冬病夏治不是一种方法，是多种方法并举，具体方法因地区、人群、个体而异，要科学选择以达到最佳疗效。

9.

夏季是肠道传染病的高发季节，个人应从哪些方面进行预防？

保持良好的手卫生： 养成饭前便后、加工食品时洗手的习惯，使用肥皂水、洗手液并用流动水冲洗，确保手部清洁。

注意食品卫生： ①确保食物新鲜，避免食用过期或腐败变质的食品；②食品要彻底煮熟煮透，尤其是肉类、海产品和蛋类；③饭菜尽量当日吃完，如有剩余饭菜要妥善冷藏，并在食用前彻底加热；④生食蔬菜水果要清洗干净，减少凉拌菜摄入；⑤处理和加工食品时，厨具应生熟分开，包括刀具、案板、盛放的容器，条件有限时，加工熟食前要确保相关用具清洁，防止交叉污染；⑥避免在卫生条件差的地方就餐。

确保饮用水的安全：建议喝凉开水或瓶装水，使用清洁的水漱口、刷牙，清洗餐具、食材以及小朋友的玩具。

保持居室或者环境的卫生：定时清理垃圾，定期清洁厨房，以减少蚊虫、蟑螂等孳生。

注意个人防护：若身边有腹泻、呕吐患者，应做好个人防护，对患者的呕吐物、粪便等进行及时规范消毒处理，防止交叉感染。

10.

夏季很多医院都推出的“三伏贴”主要成分是什么，它有什么作用，适合什么样的人群？

“三伏贴”发源于“三伏灸”，又称“天灸”。在现代，“三伏贴”以中药白芥子为核心，辅以干姜及其他具有温通功能的药物，共同组成外用剂型，每个医院配方可有不同。配方还可能根据所在地区、面向人群不同而有所调整。

最初，“三伏灸”主要适用于哮喘患者，灸完后在穴位上发泡留痕，通过持续的穴位刺激作用，达到预防疾病的目的。如今，各医院已对其进行了改良，降低了发泡作用，同时显著增强了温热和刺激穴位的效果，保持“三伏贴”冬病夏治的效果。

“三伏贴”适用人群广泛，包括小孩、老年人和成年人，尤其适合哮喘、慢性阻塞性肺疾病等呼吸系统疾病患者。

11.

人们在夏季一活动就大汗淋漓，该怎么合理补水？

首先，要注意补水的时间和补水量，不应等到口渴时才去喝水。在运动前、中、后，都应进行适当补充。运动前适量补水有助于机体在活动的时候保持良好的水合状态；运动过程中，少量多次补水效果更佳。对于长时间的运动（如徒步等），建议每隔 20 分钟左右就进行一次补水。此时补水应少量多次，避免一次性大量饮水，否则可能会引起低钠血症。

其次，要选择合适的补水产品和补水方式。白开水和淡茶水是很好的选择，还可根据个人的喜好加入柠檬片或薄荷叶来调整口味。此外，也可以选择一些传统的解暑饮品，比如酸梅汤、绿豆汤。或者可以通过饮食性补水，即通过喝汤、吃水分较多的水果来达到补水的效果。在大量出汗之后，建议选择含有电解质的饮料进行补充。如果活动时间比较长、消耗能量比较大，建议补充含糖的电解质饮料，但应避免含糖量过高的饮料。一般来说，3%~8%的糖含量是适宜的，可以通过阅读营养标签来选择合适的电解质饮料。这样，在补水的同时，还可以补充因出汗而丢失的盐分和消耗掉的能量。

最后，在运动后或者大量出汗后，应避免饮用含酒精或含咖啡因较高的饮料。在高强度的运动后，饮用含有酒精的软饮料或啤酒，可能会引起胃部不适并增加排尿量，从而进一步增加运动后脱水的风险。同样，在高强度的运动后，饮用咖啡因含量较高的饮料

（如咖啡因含量较高的奶茶），可能加重心血管系统的应激反应，引发其他不适。

12.

夏季糖尿病患者吃水果有哪些注意事项?

在两餐之间吃水果：不推荐在餐前或餐后立即吃水果。餐后已有一定的热量摄入，此时再摄入水果可能导致血糖持续升高。

选择适当的水果：建议选择升糖指数较低的水果，这些水果对血糖影响相对较小。例如，苹果不仅口感好，还含有果胶，能减缓血糖升高的速度；猕猴桃和樱桃也可以适当食用；西瓜是个非常好的消暑水果，但其含有的单糖能迅速升高血糖，因此要谨慎食用，严格控制摄入量。

注意进食水果的量：①糖尿病患者可以食用水果，关键在于控制摄入量；②建议糖尿病患者进行血糖监测，以充分了解自身情况，比如了解自身吃不同种类、不同分量水果前后的血糖值，从而积累经验；③摄入一定量的水果后，建议进行适量的运动，但夏天应避免在烈日下运动；④吃水果时，可以搭配富含纤维素的食物，这样可以减缓对水果中糖分（包括单糖和双糖）的吸收速度，进而稳定血糖。只要适度，原则上糖尿病患者同样可以享受水果的美味。

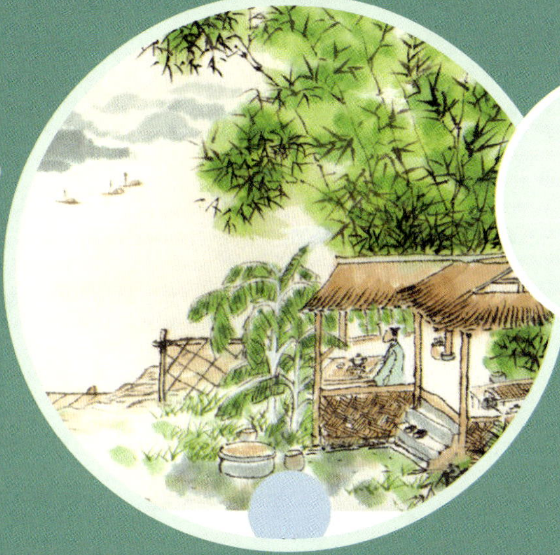

小暑

暑，是夏季独有的炎热；小暑即小热。小暑后将进入伏天。所谓“热在三伏”，三伏天是一年中气温最高且潮湿、闷热的时段。随着天气越来越炎热潮湿，有些人可能会有身热汗出、口渴多饮、精神疲惫、心烦面赤、食欲不佳等表现。在民间也有“小暑大暑、上蒸下煮”之说。为此，在小暑节气，要在饮食、作息、情绪等多方面作出相应的调节，解热消暑，补充体力，清净养心，清暑益气，同时也要防范极端天气可能带来的危害。

1.

小暑高温天气持续，需要调整哪些饮食习惯以避免暑气伤身，夏天有哪些饮食禁忌？

小暑是夏季的第五个节气，进入小暑后很快就要进入伏天，气候变得炎热，同时也越发闷热和潮湿。这个时节，人们很容易精神疲惫、口渴多汗，有时会感到恶心，甚至出现腹满腹泻、胸闷气短等一系列症状。出现这些症状跟暑邪有关。暑邪的第一个特点是热，热邪容易耗气伤津，造成疲惫；第二个特点是湿，湿性重浊黏腻，很容易困脾，造成脾胃运化方面的问题。暑邪容易困表，造成头疼、头重如裹、身体酸重等一系列症状，所以在饮食上主要针对热和湿这两个特点来调整。

首先解决热邪，脾胃不虚弱的人群可以摄入性味偏寒凉的食物，如绿豆、丝瓜、黄瓜、冬瓜，这些食物性味甘淡，有一定的清热化湿的作用。其次对于湿邪，可以摄入健脾燥湿或者健脾化湿的食物，比如莲子、山药、薏仁、陈皮。另外，湿邪困表可以选择苏叶、藿香、砂仁等食物，可以燥湿解表、醒脾开胃，缓解夏天脾胃不好、食物消化不良等问题。

同时注意饮食禁忌：有的人喜欢吃过于寒凉的食物降温，这是中医不提倡的。在中医观点里，夏季高温时节，阳气多浮于表，而内里阳气偏于虚，要特别注意“春夏养阳”，不能过度贪食寒凉的食物，避免造成寒湿困脾。

2.

小暑期间气温高、湿度大，哪些疾病易发，应如何预防？

小暑气温升高、湿度变大，在户外容易出现中暑，在室内容易患空调病。

中暑的症状主要有头晕、眼花、头痛、恶心、胸闷、烦躁等。容易中暑的高风险人群有儿童、孕妇、老年人、慢性病患者、户外工作人员。可采取以下措施进行预防：①尽量选择清晨或傍晚，即天气比较凉爽时外出；②白天外出时，采取防晒、降温措施，如戴遮阳帽等；③运动量较大时，少量多次喝淡盐水或运动饮料，来补充体内流失的电解质；④如出现头晕、乏力、口渴等中暑症状，及时到阴凉处休息，补水降温；⑤如采取对症措施后症状无缓解或加重，应立即就医。

“空调病”是指人们在封闭的空调环境下学习工作时，因空气不流通、温度较低，出现的鼻塞、头昏、打喷嚏、乏力、记忆力减退等症状，多见于老年人、儿童及女性。可采取以下措施进行预防：①做好空调清洁；②设定好空调的温度，不宜低于26℃；③每隔2~3小时，开窗通风20~30分钟；④从户外刚回到室内空调房间的时候，避免室内外的温差过大，温度骤变易引起空调病。

3.

小暑时节如何养护脏腑?

中医养生非常讲究“天人合一”。《黄帝内经》明确提出“顺四时而适寒暑”“五脏应四时”等观点，即养生要注意脏腑与时节相对应。小暑时节要特别注意两个脏腑的养生：心、脾。

心在中医理论中是君主之官，性属火，其气通于夏。也就是说，在夏天阳气非常亢盛的时候，心气也容易过旺，很容易出现心情烦躁、睡眠不好等症状，这些症状在患有基础性的心脑血管疾病的老年人中更为常见。对于这样的人群，建议在夏天，尤其小暑时节，避免过度消耗体力，多静少动；避免过度忧思耗伤心血。此外，小暑时节，出汗过多会伤及心阴，从而出现胸闷、口干、短气、疲惫等症状，可服用生脉饮、西洋参茶等进行改善。

脾在中医理论中属土，喜燥恶湿，在时节对应长夏季节。长夏季节对应夏至—处暑这段时间。脾的生理特点：主运化、主升清降浊；食物进入体内要经过脾胃运化才能化生气血，濡养全身。长夏时节，尤其小暑时节，湿邪易困脾，造成脾胃功能运化的失常，出现腹胀、食欲下降、腹泻等症状。因此可有意识地多服用健脾食物，如薏仁、山药、陈皮等。另外，要避免过食寒凉食物，寒凉食物会伤及脾阳，造成寒湿内蕴。

4.

夏天孩子贪凉，容易拉肚子，在孩子的生活护理方面有什么建议？

夏季儿童腹泻高发，原因较多，主要包括：①儿童消化系统功能发育不成熟，易受环境影响；②夏季气温高、湿度大，细菌易孳生繁殖，污染水源、餐具、食物；③夏季儿童出汗多、消化液分泌少，消化酶活性降低，消化能力降低；④贪凉对肠胃产生刺激，可能导致肠蠕动增加，进而导致腹泻。为防止这些情况发生，在孩子的生活护理方面需要注意以下几方面。

注意食品卫生及安全：食材一定要新鲜，存放和加工时生熟分开，尤其是动物食品要蒸熟煮透，水果要洗净削皮，给孩子多喝水，但是不要喝生水，也不要吃腐败变质和不洁净的食物。

饮食节制：合理饮食，不暴饮暴食，不贪凉，少吃生冷食物和刺激性食物。

注意个人卫生和环境卫生：家长需要注意让孩子养成良好的卫生生活习惯，饭前便后洗手。家长要做好餐具消毒，剩菜和隔夜食物要彻底加热之后才食用。尽量实行分餐制，降低消化道传染病发生风险。此外，保证家庭环境卫生，消灭苍蝇、蟑螂等。

注意环境温度：注意室内通风，空调温度不要过低，也不要让风扇直吹孩子，避免受凉。

养成良好的生活习惯：暑假期间，要让孩子保持良好的生活作息制度，坚持锻炼身体，增强抵抗力。

5.

随着小暑到来，蚊虫开始增多，如何有效防蚊防虫？蚊虫叮咬后出现哪些情况需要就医？

随着小暑的到来，降雨量增加，又持续高温，为蚊虫孳生提供了理想的自然环境，也增加了蚊虫引起的登革热、流行性乙型脑炎等传染病的传播风险。预防蚊虫叮咬，可以采取以下措施。

清理蚊虫孳生的场所：①定期清理家中的卫生死角：如每天清理水池，保持台面干燥不留积水；每周向地漏补水一次，保持地漏处于水封状态；②清理庭院内的积水，如花盆托盘或者废旧盆罐中可能存在的积水；③家中的水培植物每 3~5 天换一次水。

选择合适的防蚊产品并正确使用：购买正规厂家生产的电蚊拍、蚊帐等驱蚊用品，高密度蚊帐才能起到较好的防护效果。使用电蚊拍时忌用手或导电金属棒接触高压电网，以防发生意外。

合理选择活动区域和个人防护用品：黎明和黄昏时，尽量不去潮湿、泥泞的室外或花草树木较多的场所。室外活动时，着长裤、轻薄的长袖和能遮住脚趾的鞋子；如带婴儿外出，婴儿手推车应挂上蚊帐。

蚊虫叮咬后，如出现严重过敏反应，如全身荨麻疹、呼吸困难、支气管痉挛等症状，应及时就医。

6.

什么时候需要防晒？过度防晒是否会加剧维生素 D 缺乏？儿童防晒与成人有什么不同？

夏季个人暴露于日光的机会明显增多，适当的防晒非常重要。室内没有紫外光源的情况下无须防晒，但如果在室内可能被紫外线照射，如靠窗、室内有紫外线光源或者强荧光灯的时候，可以选择防晒。阴天或在树荫下的室外活动，也可以选择防晒。但此时防晒用品的防晒系数不需要过高。如果直接在阳光下活动或被高强度的紫外线照射的时候，如处于雪山、海滩或者高原等环境，就需要使用防晒系数比较高的产品。另外，如果出汗较多或者进行水下工作时，应选择防水的防晒产品。防晒产品的防晒指数适宜即可，如果过高会增加皮肤负担。另外，即使涂抹了防晒产品，也不宜在强烈的阳光下进行过长时间的活动。

过度防晒有可能造成婴幼儿维生素 D 的缺乏，为避免这种情况的发生，可以每天让孩子接受 1~3 次的日光浴，每次大概 10 分钟，日光浴要避开日光强烈的时候。特殊情况下，可以摄入食物、药物补充维生素 D。

6 个月以下的婴儿，不建议使用防晒产品，并且尽量避免阳光照射，可以采用衣物遮盖去防晒。6 个月到 2 岁的孩子，除物理防晒方法外，也可以涂抹防晒系数不高于 10 的防晒产品。

7.

气象部门会发布哪些灾害性的天气预警？不同颜色的预警有哪些差异？

中央气象台对外发布包括暴雨、台风、强对流、高温等共 14 类灾害性天气的预警。总体来看，预警级别分为四个等级，用蓝、黄、橙、红四种颜色表示。从蓝色到红色预警，灾害性天气的影响逐渐增强，政府或公众对预警的响应时间也越来越紧迫。并不是所有的灾害性天气预警都有四个等级，综合考虑灾害性天气的特征、危险程度、公众防范的紧迫程度，有的预警可能只有两个或三个级别：如中央气象台的高温预警有黄、橙、红三个等级。

气象部门在发布预警的时候，除了考虑未来天气外，也会考虑灾害性天气已经发生的情况，以暴雨预警举例，不仅会考虑未来 24 小时的预报情况，也会考虑过去 24 小时的降雨实况以及目前造成的灾害影响，如未来这种灾害还将持续，也会发布较高级别的预警。在气象部门发布较高级别预警时，尤其是橙色或者红色的预警，就意味着灾害性天气非常强，或者灾害性天气已发生且后面还将持续，警示公众马上行动来防范灾害性天气的影响。

8.

公众在收到灾害性天气预警时需要如何防范和避险？

气象部门在发布气象灾害预警的时候，会附上相应的防御指南。实际上，对于不同类型的灾害性天气，防范的时候需要关注的重点和方法不同。以高温热浪天气为例，防范重点包括避免高温时段在户外活动，采取必要的防暑降温措施，外出时注意防晒。另外还要防范因为用电量过高和电力设施负载太大引发的火灾。户外工作人员要注意采取必要的防护措施。高温天气公众要注意休息、保证睡眠，饮食清淡，家里要准备一些常用的防暑药品等。此外，在面对高级别预警的时候，应停课、停业，公众要密切关注暴雨引发的山洪、滑坡、泥石流等次生灾害的发生。

如果灾害性天气发生时没有来得及到室内去躲避，该怎么办呢？首先要保持镇静，其次要学会一些自救的知识。比如城市内涝中被困，公众要首先避开桥下、低洼路段、井盖、暴露的电线等，要尽量避免在湍急的水流中前行，远离涡旋。另外，可以用雨伞等物体进行探路，尽量寻找同伴，排成纵列前行。万一在建筑物地下层被困，要尽快向比较高地势的地区转移，不要互相拉扯，要有序寻找出口。此外，如果在城市内涝中车辆涉水，一定要注意第一时间弃车避险，切勿贪恋财物。

9.

灾害性天气发生时或发生后，公众有哪些注意事项？

首先，建议公众密切关注气象部门发布的预报预警信息，特别是关注预警信息。夏季强对流天气频发，这种天气往往发生突然，预报难度较大，所以需要公众随时关注最新的天气预报信息。当地气象部门发布了相关天气预警时，要尽量减少外出。此外，要仔细阅读、了解预警内容，持续关注预警是否升级，了解预警信息中的预报时效。

其次，在灾害性天气发生后，也需要持续保持警惕。一些灾害性天气，如暴雨，会带来次生灾害，如山洪、泥石流、山体滑坡等。这些次生灾害的发生往往具有一定的滞后性。因此，即使是降水减弱或者停止后，也要尽量避免到山区或地质条件脆弱的地方出行旅游，开车时如要经过复杂山地路段，要防范滑坡风险。

最后，暴雨洪水过后，需要关注公共卫生安全。洪涝灾害发生后，往往会引起饮用水水源污染、蚊蝇及寄生虫等的孳生，可能加大传染病的传播风险。也提醒公众在暴雨洪涝灾害发生后，关注饮食卫生，尽量不去野外出行，避免与野生动植物接触。

10.

高温天气容易引发情绪波动，该如何调整心情、保持情绪稳定？

《黄帝内经》针对夏季情绪的调整提出了一些建议，其中比较重要的有两个，一个是“使志无怒，使气得泄”，一个是“小睡安神”。

使志无怒，使气得泄：夏季要特别注意保持情绪愉悦、平和，精神要饱满、积极向上，这样才符合夏季的阳长之道，使气机更加宣畅。心气通于夏，因此夏季调节情绪时，更倾向于从心进行调摄。因为心主神明，心乱则神乱，所以建议静以养心。夏季，尤其小暑时节，要避免过度消耗体力，也要避免在高温时进行大汗淋漓的剧烈活动，因为大汗伤阳，尤其是心阳，易造成心悸、心慌、胸闷的现象。建议在气候温和时，如早晨或傍晚，选择体力消耗小的活动，如散步、八段锦等，帮助气血流通，尽量减少体力消耗。

小睡安神：一年里阳气最亢盛的季节是夏季，一天中阳气最亢盛的时候是中午，中医建议夏季的中午进行短时间午睡，即子午觉。11—13 时为午时，是心经当令，也是阳气从阳转阴的时间，这个时间内，进行短时间的休息有助于收敛心神；如果没有条件午睡，可以静坐、闭目养神，帮助收敛心神、平静心绪。

此外，可以借助穴位揉按进行调摄。感到心情烦躁、想发脾气、心慌时，可以揉按两个常用穴位：一是劳宫穴（半握拳，中指所指的掌心凹陷处，揉按有酸胀感，即为劳宫穴）；二是内关穴（在掌横纹上两寸、三横指的地方，肌腱中间的凹陷处）。揉按这两个穴位有清心安神、养心安神的作用。

也可以食养调摄，通过泡饮药茶或食用药膳来改善心情。如在小暑期间觉得心情郁闷、压抑，可以用一些药食同源、具有疏肝解郁功效的茶饮，如茉莉花、薄荷；如心火亢盛，心情烦躁、伴随有口舌生疮、口干舌燥等，可以泡竹叶、莲子心等清心火的药茶；如疲惫感明显、提不起精神、睡眠不好，可以用小麦、龙眼肉煮粥，帮助益气健脾、缓解精神不振。

11.

暑假期间家长和孩子们有哪些安全注意事项？

夏季是儿童溺水的高发季节，家长应该有效看护、做好安全教育，提高儿童防溺水意识。有关统计表明，家中是低龄儿童溺水的主要场所，家长要及时倾倒家里的水盆、水桶、浴缸里的水；给家里的水缸、水井加盖；不管时间长短，不要把低龄儿童单独留在澡盆里。

另外，未成年人游泳必须有家长的陪同或者结伴而行，不要去危险或者不熟悉的水域游泳，儿童一定要在配备有资质的救生员的安全水域内游泳，并且应学会识别警示标识。游泳前一定要做好热身运动，不要在水里做危险的动作或打闹，饥饿、饱食、生病或者太困太累时都不要去游泳，如果儿童游泳时感到不舒服，要及时上岸。水上活动时要正确穿戴救生衣。儿童发现他人溺水，不要自己下水营救，应及时呼救，可视情况给落水者抛掷一些漂浮物。另外，适龄儿童应接受游泳的技能培训。

另外，暑假出游较多，要注意道路交通安全，加强儿童安全教育，提高其危险识别能力。

12.

夏季天气炎热，游泳馆是人们常常选择的避暑场所，应该注意哪些健康问题、采取哪些防护措施？

游泳可以提高人的心肺耐力和身体柔韧性，改善人的体脂率，因此受到越来越多人的喜爱，但游泳场所存在多种复杂的健康影响因素，感染红眼病、中耳炎和胃肠道疾病的风险较高。在这些场所，公众能采取的防护措施如下。

注意自身的健康状况：有高血压、冠心病等病史的人，或者皮肤病、性病、急性结膜炎、肠道传染病等患者不宜在公共游泳池游泳。

观察所在场所的卫生情况：如是否有卫生质量公示栏，室内空气是否清新，是否有刺激性气味或异味，游泳池水是否浑浊；如果有这些情况，须避免使用。

合理安排活动时间，做好个人防护：游泳时，佩戴好泳帽、泳镜和耳塞；游泳时间不宜过长，否则体质敏感的人可能出现皮肤过敏等情况；游泳后不要立即大量补水；注意保暖、休息等。

有情况及时就医：离开场所后，如果出现发热、腹泻等症状，要及时就医。

『时令节气与健康』你问我答

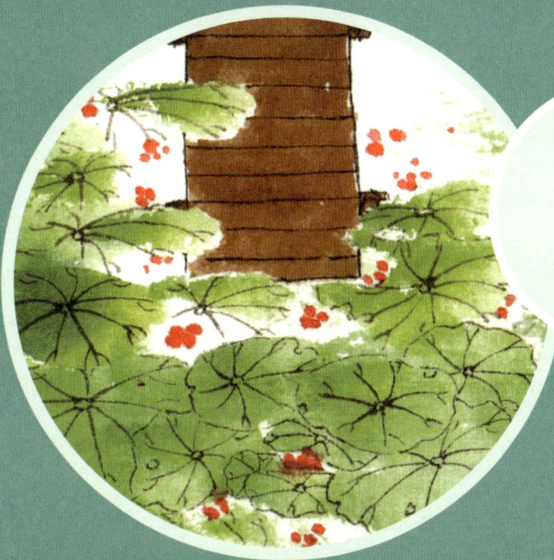

大暑

大暑节气正值三伏天里的“中伏”前后，是一年中阳光猛烈、气温最高的时段，“湿热交蒸”在此时达到顶点，自然环境的湿热也常导致人体湿热重，易引起脾胃虚弱。防暑降温是首要任务，要避免长时间暴露在高温环境下，预防中暑；要注意养护脾胃，静养身心，保持情绪稳定，避免过度劳累。

1.

暑期不少人计划外出旅行享受自然风光，出行前应做好哪些准备，出境游有什么注意事项？

暑期是旅游的高峰季节，为使公众旅途安全、顺利，提升旅游的体验感和质量，建议出发前做好如下准备：①要提前了解旅游目的地的信息，重点关注目的地传染病流行情况，提前做好防范，如出国旅行前要接种必要的疫苗，合理安排出行；②了解自己和同行者的健康状况，尤其是老年人、孕妇、慢性病患者可请医生进行健康状况评估，根据评估结果再决定是否出行；准备必需物品，如常用药品、口罩、消毒湿巾、免洗洗手液、防蚊虫叮咬用品等。

旅行中，一是要注意喝白开水或瓶装水，食用海鲜、肉类、蛋类等食品的时候，要煮熟煮透。用餐的时候，要选择符合资质、卫生条件好的餐厅。二是要勤洗手，尤其是在饭前便后、接触公共物品后。三是预防蚊虫叮咬，尤其是前往有虫媒传染病流行的国家和地区，要特别注意虫媒传染病的防控。要选择环境整洁、防蚊设施条件比较齐全的酒店住宿。户外活动的时候要穿浅色长袖长裤，减少皮肤裸露，皮肤暴露部位可以使用驱虫剂，避免蚊虫叮咬。避免在草地、树林等环境中长时间坐卧。尽量不要在野外宿营，如果确实需要，应使用帐篷，做好防护措施，如涂抹驱虫剂。四是在乘坐公共交通工具时，或前往环境密闭、人群密集场所时，要科学佩戴口罩，减少呼吸道传染病的感染风险。五是关注自身健康状况，如果出现身体不适，要及时前往正规医疗机构进行就诊。

境外旅游返程时要主动配合做好入境检疫，如实填写健康申报卡。做好自我健康监测 2~3 周，如果出现发热、头痛、肌肉骨骼痛、皮疹等不适症状时，要及时就医，并且告知境外旅居史。

2.

夏季来临，老年人和孩子比较容易受到暑热的侵扰，有哪些简单易行的养护方法可以帮助他们预防常见的夏季疾病？

中医认为夏季是暑邪当令，大暑节气主要在“中伏”阶段，酷暑炎热，容易耗气伤津，因此民间有“暑天无病三分虚”的说法。这时的养生应该清热祛暑和益气养阴并进。

老年人、儿童和体虚气弱的人群最难抵御酷暑，大暑时天气最为闷热，经常出现“桑拿天”。闷热天气空气中湿度增高、含氧量降低，容易出现头晕、心悸、胸闷、大量出汗等症状，所以应该尽量少出门，少在户外活动，即使出门也要尽量避开高温时段，不能长时间暴露在阳光下，防止中暑等问题的发生。起居方面，要夜卧早起，规律和充足的睡眠很重要。

中医强调“未病先防，已病防变”，要做好夏季多发病的防治。夏季是腹泻最容易发生的季节，一是由于贪凉饮冷，损伤脾阳，导致脾胃虚寒；二是因为暑湿过盛，湿邪外侵，损伤脾气，导致湿浊内盛。夏天脾胃运化功能减退，人们往往食欲欠佳，饮食方面要特别注意养护脾胃，进食清淡和容易消化的食物，注意补充优质蛋白质，如新鲜的鱼、虾、鸡、鸭等。平时吃点绿豆、莲子、冬瓜、丝瓜等清热解暑的食物，晚上喝点粥，既能补充一天耗损的元气，又容易消化吸收，如小米南瓜绿豆粥、银耳莲子粥、薏仁芡实粥等，以清为补，增强体质。同时可以适当食用生姜、陈皮，有助于调整脾胃功能。少吃刺激性强和难于消化的食物，生冷的食物也要尽量少吃。保证食品的安全卫生更是前提。

3.

大暑节气，我国各地天气呈现哪些特征？大暑期间容易产生哪些极端天气？公众如何防范？

首先，大暑是一年之中气温最高、天气最热的节气。南方地区，大暑节气时段是阳光最炽烈、最高温、最容易出现40℃以上酷热天气的时段。华北、东北地区同南方各地区不太一样，多雨多雷暴，正是防汛的关键期。西北的大暑是干热、暴晒、少雨的。总之，大暑是一个凸显气候极端性的节气，也正因如此，各种灾害多发。

常见灾害有台风、暴雨、高温，以及风暴潮、山洪、泥石流、山体滑坡、城市内涝、农田渍害等衍生灾害，还有因为长时间的高温少雨所造成的伏旱，也就是南方的节气谚语经常说的“小暑雨如银，大暑雨如金”。大暑节气预报预警多，不同预警有相应的防御指南。高级别的预警如红色预警、橙色预警，还会有当地政府的防御预案。

4.

连续雨天后，居民应该如何有效清洁环境，预防常见传染病？

连续降雨后，会面临居室进水、墙壁损毁、家具被泡、蚊虫孳生等问题，有针对性地开展室内外环境的清洁与预防性的消毒，能尽量降低健康风险。具体建议如下。

做好室内环境清污：雨水过后，室内如有积水滞留，要尽快清除，对被淹场所彻底清污，及时清理滞留的垃圾和废弃物，以减少环境污染、降低传染病传播风险。

做好被淹物品的清洁和消毒：要遵循先清洁再消毒的原则，首先须对室内物品进行全面彻底的清洁，清洁时对物品进行分类处置，对于不易吸水的材料，清洁后要进行晾晒。易吸水、难以清洗和干燥的物品，以及被洪水浸泡过的食品、饮料或药品，建议直接丢弃。被雨水污染的生活用品，清洁后要进行消毒，对家具、墙面、地面、玩具等物体表面，可使用含氯消毒液进行喷洒、擦拭消毒，作用 30 分钟后用清水擦洗干净。餐饮用具，首选煮沸消毒，煮沸时间应该在 15 分钟以上。对于可能被污染的水龙头表面以及水嘴内壁可以用含氯消毒液擦拭消毒，作用 30 分钟后擦干净，并打开水龙头用清水冲洗管路及出水口。

做好居室的通风换气和受潮物品的晾晒：保持室内良好的通风，以减少潮湿和霉菌的孳生；将受潮的家具、地毯以及衣物拿到户外进行晾晒，防止霉菌孳生。

做好外环境的清理和重要场所的消毒：外环境一般以清污为主，对于重点的场所，在清污以后要做消毒处理。及时清理居室周边的雨水、垃圾，翻盆倒罐清除积水，以减少蚊虫滋生。必要时使用杀虫剂。对受淹的水源、厕所、牲畜养殖场所等应全面进行消毒。在血吸虫病、钩端螺旋体病流行的地区，做清洁时要做好个人防护。

5.

大暑节气常见的气象灾害预警信息有哪些？可以从哪些渠道获取信息？台风会对公众健康产生哪些影响？公众收到台风预警信息应如何防范？

二十四节气中，大暑节气的全国气象预警数量最多。其间排前三位的气象预警分别是：雷电、高温、暴雨预警。强对流天气还包括雷暴、雷雨大风、冰雹、龙卷风等，还有短时强降水，即降雨时间特别短，但雨势特别急促、凶猛，可能随即致灾。除这三大类预警外，影响较为显著的是台风预警。

可以通过两种方式获取预警信息：一为主动获取，二为被动推送。主动获取渠道非常多，如电视、广播、网站、手机APP、微信小程序等。目前我国气象部门和工信部门已联动建立高级别预警短信绿色通道，中国大多数地区的公众可以及时收到红色级别气象灾害预警信息的手机短信，即被动获取。主流媒体网站、天气类的手机软件及地方电视台也会加强预警信息传播。

台风过程中会有狂风暴雨，狂风能够导致建筑物受损、树木倒塌，暴雨可能引发洪水、泥石流等自然灾害，这些都有可能危及生命。台风天气结束后影响仍未解除，可能导致肠道传染病、皮肤病等传播风险增加，甚至影响饮用水安全。

接到台风预警信息后，应关闭门窗、加固门窗，收回开放式建筑物阳台上的物品。准备好手电、蜡烛、饮用水以及两天左右的饮食，保证用电、用水以及饮食安全，非必要不外出。避免前往危险地区，如山区、海边、河道、湖泊等。居住在危旧房屋、临时建筑、易受淹的低洼地区的公众要及时转移。

6.

中医讲究“春夏养阳”，夏季与心对应，中医有哪些养心方法有助于保持身体健康、心情愉悦？

夏季为自然界阳气旺盛之时，根据中医“天人相应”的理论，也是人体阳气旺盛的季节。中医经典《黄帝内经》有云：“心者，……为阳中之太阳，通于夏气”，所以夏季是养心的好季节。以下为几个养心方法。

颐养心神：夏天重视“静养”，要有意识地进行精神调养，减慢生活节奏，戒躁戒怒，学会平心静气。俗话说“心静则身安”。日常可以多做些静心凝神的事情，如打太极拳、八段锦，调养心神，涵养心灵。

闭目养神：闭上眼睛可以养目，也可以静心。夏季可以利用工作之余或者等车、乘车的零碎时间，随时闭目养神。经常闭目养神，对健康大有裨益。夜深人静的时候，静静地闭目端坐，凝神敛思，几分钟或者十几分钟便会感到思绪宁静、心气平和，而且暑气渐消、精力渐增。

坚持午睡：夏天白天时间比较长，容易犯困，天气炎热也容易让人感到疲劳，夜晚睡眠质量变差，因此适当的午休对防病养生很重要。中午适当小睡，20~30 分钟为宜，可以缓解身心疲劳，养护心神。

饮用清暑宁心安神饮：鲜荷叶半张，莲子、芡实各 20 克，冰糖 5~10 克。用水煎煮直至莲子和芡实熟烂，可以调理失眠、神经衰弱等症状。

按揉神门穴：该穴位在手腕部，腕掌侧横纹尺侧端，尺侧腕屈肌腱的桡侧凹陷处。简便操作即在手腕横纹处，从小指向下延伸，到手掌根部的凹陷处，就是神门穴，这个穴位具有安定心神、清泻心火的功效。日常可以随时掐、揉来刺激神门穴，以有轻微酸胀感为宜。夜间睡前，按揉神门穴助眠效果更好，睡前可以用右手大拇指按左手神门穴 10~20 次，再用同样的方法，用左手按摩右手的神门穴。

7.

夏天来临，又到了蜱虫活跃的时期，该如何预防，被蜱虫叮咬后如何处理？

可采取以下措施预防蜱虫叮咬。

一是减少暴露。尽量避免在蜱虫主要栖息地如草地、树林等环境中长时间坐卧。野外活动时，尽量穿浅色的长袖长裤，扎好领口、袖口和裤脚，不要穿凉鞋，不要在草地、树木上晾晒衣服。

二是户外活动前要做好防护。户外活动前可使用含有0.5%氯菊酯的产品处理衣服和装备，并多次喷洒以维持保护效果；同时使用含有柠檬桉或避蚊胺成分的驱虫剂涂抹裸露的皮肤。

三是进入室内前检查蜱虫，及时检查外套、背包、宠物身上有没有蜱虫附着，同时建议尽快沐浴更衣，检查头发、耳后、脖颈、肘窝、腋窝以及腹股沟等容易隐藏蜱虫的部位。

四是定期清理环境卫生。清理杂草、清除垃圾、打扫禽畜圈舍，避免蜱虫孳生。如果发现家中的宠物或者牲畜有蜱虫寄生，使用杀蜱的药剂进行药浴。

如果发现蜱虫叮咬了皮肤，应尽快将蜱虫取出，但不可用手直接拔取，应将酒精涂抹在蜱虫身上，再用干净的、尖头的镊子，尽可能在靠近皮肤处，以稳定、均匀的力度将蜱虫向上拔出，不要扭曲或用力过猛，避免蜱虫头部滞留在体内。如果没有自行处理能力，应尽快前往医疗机构寻求专业的处理。蜱虫取出后，对被叮咬部位使用酒精、碘酒等进行消毒。同时自我观察、健康监测两周，如果出现发热、乏力、肌肉酸痛等症状，应及时就医，并告知医生蜱虫叮咬史。

8.

大暑时节是一年天气最热的时候，工作在一线的人员在养生保健方面需要注意什么？

大暑时节，工作在一线的人员特别要注意避暑防晒，防范中暑。有三点特别提示。

一是特别要注意防暑降温。尽量避开阳光直射和长时间暴晒，上下班路上可采取防晒措施，如打遮阳伞、戴遮阳帽和遮阳镜、涂抹防晒霜等。合理安排劳动工作时间，在一天中最热的时候，也就是12—15时尽可能减少外出。野外高温作业者尽量早出工、晚收工，延长午休时间，避开最热时段。随身携带运动饮料或者淡盐水，及时补充水分和电解质。出门时可在额头和太阳穴等部位涂抹风油精，穿透气性较好的衣服，还可以预防性地饮用防暑降温的饮品，比如乌梅山楂饮、绿豆汤、酸梅汤等。随身携带解暑药，如人丹、藿香正气水、清凉油等。一旦出现明显的乏力头晕、胸闷心悸、大量出汗、四肢发麻、恶心等异常状况，必须迅速撤离到阴凉通风处休息。如果这些状况持续存在，甚至加重，必须及时就医。

二是一定要合理营养，适当休息。饮食上注意少吃辛辣刺激、肥甘厚腻的食物，选择新鲜的鱼、虾、鸡、鸭等脂肪量少的优质蛋白质，吃新鲜的瓜果蔬菜，特别是适当多吃一些含苦味的瓜菜，如苦瓜、莴笋等，清泄暑热。要保持良好的睡眠，尽量少熬夜，只有吃好睡好才能补充消耗，养足精气神。

三是做到少动“肝火”，以防“情绪中暑”。情绪中暑对夏日养生和身心健康危害很大，天越热越要心静。在工作和生活中不要生闷气，遇到不顺心的事，要学会情绪转移，平复不良情绪。可以采取“心理暗示”和“心理纳凉法”等方法调整情绪，想象自己处于清爽的大自然中，尽可能使自己保持心平气和。

总之，暑天无病三分虚，未病先防养正气。大暑时节养生要清热祛暑，益气养阴，养护心神，愉悦心情，清淡饮食，科学养生。

『时令节气与健康』你问我答

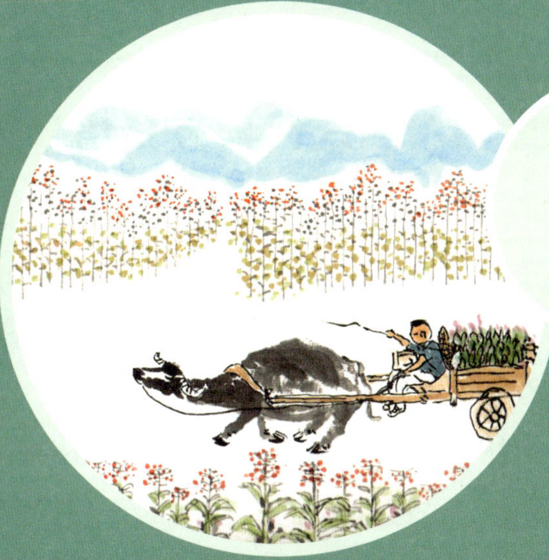

立秋

“云天收夏色，木叶动秋声。”立秋是秋季的第一个节气，但并不是酷热与凉爽的分水岭，天气不会马上凉下来，还会伴随一段夏季的余热。节气交替之际，人们应对健康饮食、合理作息、适量运动、情绪调节等方面的知识进行了解。

1.

立秋后天气转凉但暑热未尽，昼夜温差大，易引发感冒等呼吸道疾病。有哪些养生保健方法可以预防这些疾病？

立秋早晚的风已有凉意，但白天依旧闷热，这时除要避免凉风侵袭，还要继续防暑祛湿，即兼顾祛湿和祛寒。

有些人群可饮用陈皮姜茶。陈皮有健脾祛湿兼理气的作用，生姜有解表散寒、温胃止呕、温肺止咳的作用，这两种食材可以各取 3~6g 泡水喝。立秋后的一段时间可能肺燥，出现口干、咽干等症状。中医认为五色对五脏，燥邪伤肺，白色入肺，这时可以进食一些白色的食物，有滋阴润燥的功效，如百合、梨、银耳等。

出现感冒症状如流鼻涕、咽痛等，可以揉按列缺穴。列缺穴是手太阴肺经上的一个穴位，将两手虎口交叉，一只手的示指压在另一只手的桡骨茎突上，示指位置感到明显的凹陷，此处即为列缺穴。揉按列缺穴能起到宣肺解表、温经通络的作用，方法为用拇指揉按 1~2 分钟，对侧同，可反复揉按。

起居方面，立秋后白天越来越短，夜晚越来越长，《黄帝内经》中提倡顺应天时、“早卧早起”。早睡以顺应秋季收敛特性，早起以防止收敛太过，帮助阳气生发。

2.

立秋后昼夜温差逐渐增大，中老年人如何加强心血管疾病的危险因素管理？有哪些简单易行的养生方法？

首先，有心血管疾病的中老年人要重视心血管疾病的预防和危险因素的控制，按照医生的要求进行严格控制，按时按量服药，把血压、血脂、血糖都控制在理想的水平，谨遵医嘱，规律用药，及时复查。

其次，注意保持良好的生活习惯和方式。心血管疾病管理强调健康八要素，即饮食、运动、体重、睡眠、不吸烟、血压、血脂、血糖，此外遗传因素也有影响。如果遵医嘱严格控制好血压、血糖、血脂，减少久坐，危险可大幅度降低。可自行进行八要素打分，50 分以下或者更低可能导致预期寿命减少，80 分以上预期寿命可能延长。养生就是按照心血管健康八要素，养成最良好的习惯。

3.

夏秋变换时，运动健身有哪些方面需要特别注意？

运动对身体有很多好处，但要讲科学，把安全置于首位。立秋后天气依然炎热，此时需要重视、避免出现脱水造成的中暑和热休克等严重问题。在炎热天气下长时间户外活动，如暑期旅游、户外健身锻炼，都会面临体温易升高的问题，如果补水少，体温升高会更快。

不鼓励为锻炼意志品质让孩子在烈日下长时间运动、同时不注意补水，避免体温太高给神经系统带来不好的影响；脱水后心脏负担也会增加，出现心慌、胸闷、心肌缺血、心律失常等症状表现，均会对生命健康产生较大威胁。建议暑天运动时做好三件事。

不在烈日下长时间运动：扇扇子降温或找阴凉的地方行走，能够有效降低体温，有利于自我保护。

注意补水补液：出汗是降低体温的有效方式，所以补水补液是非常重要的措施。

及时发现中暑、休克的前兆并处理：如出现了燥热、胸闷，应立即补水补液，并进行物理降温，必要时可在头上浇冷水，或将冰袋放于颈部，快速降低头颈部温度、减少不适。

4.

立秋后人们容易出现四肢乏力、头晕昏沉、口中黏腻等症状，有哪些办法能够改善这些症状？

立秋时节，暑热依然盛行，特别是中午时气温、湿度仍较高。脾是后天之本，喜燥恶湿，高湿气候对脾脏的运行有一定影响，四肢乏力、头晕昏沉、口中黏腻这些症状在中医看，是湿气困脾的表现。脾虚人群症状可能更为明显。

推荐食用药膳粥。药膳的药材是药食两用的物质，推荐将具有健脾利湿功效的药材加到粥里，如莲子、山药、茯苓、薏米。

推荐饮用芡实茯苓茶。芡实又叫“鸡头米”，具有健脾祛湿、固精气的作用，茯苓是利水渗湿、健脾胃的药物，也是食物，这两种各取 10g，加入 500 毫升水，煮水喝，可改善头脑昏沉、身体浮肿、下肢困乏、腹泻等症状。

5.

夏秋交替时如何预防呼吸道疾病和过敏？

预防呼吸道传染病有以下几点需要注意。

树立意识：公众首先要树立自己是健康第一责任人的理念，保持健康的生活方式，养成良好的卫生习惯，增强体质，提高抵抗力，保持健康。

掌握健康技能：根据温度的变化及时调整衣物；积极接种疫苗，如流行性感冒（简称“流感”）疫苗、肺炎球菌疫苗等，这些疫苗能够有效保护老年人、儿童、慢性基础性疾病的易感人群，降低传染病发病或重症风险。

做好健康监测：出现发热、流涕、咽痛等呼吸系统症状的时候，尽量休息，根据情况及时就医。

预防过敏有以下几点需要注意。

尽可能避免接触过敏原：如花粉、尘螨等。在饮食方面，秋季是海鲜食品丰收的季节，过敏体质人群应谨慎食用海鲜等易引发过敏的食物，避免发生过敏反应。

保持居室的清洁卫生：尤其是卧室、客厅这些长时间停留的容易积灰的地方，易引起过敏，要定期清洁。

及时就医：一旦出现过敏反应，如皮疹、红疹、皮肤瘙痒等，要及时就医，且就医时要告知医生过敏史和目前症状，以便得到及时治疗。

6.

秋季是心脑血管疾病多发季节。中老年慢性病患者可能出现头晕乏力、胸闷心慌、四肢麻木等症状，哪些情况可能会危及生命，该如何应对?

我国常见且危险的心脑血管疾病是脑卒中，即血管破裂、血管出血，或心脏血栓经过血液到大脑。最常见的表现是肢体不能运动，一侧的肢体不能运动，或者口角歪斜，流口水，口齿不清，更严重者表现为头痛、头晕甚至昏迷。脑卒中，尤其急性发作时极其危险，可能危及生命，存活也可能带来后遗症。所以一旦怀疑脑卒中，要立即送医院并进行手术，从大腿根部行股动脉穿刺，放导管取出血栓，如果治疗及时，患者可能很快恢复，恢复活动并减少后遗症。此外还可以做溶栓治疗。

急性心肌梗死或不稳定型心绞痛称为急性冠脉综合征。急性心肌梗死往往是血管病变、斑块不稳定导致心肌坏死。心肌梗死典型表现为胸口剧烈疼痛、胸闷，症状持续 10~20 分钟不消失，此时应立即送到医院。到医院后可紧急放置支架，不但能救命，还可减少后遗症。

另外一种情况是稳定型心绞痛，如运动（散步、慢跑、快跑）时胸口憋、闷、疼痛，一般情况下休息几分钟可恢复；但如果次日发生同样情况，即说明出现心绞痛，提示目前的药物不再适用，需要到医院加强药物治疗，或者放支架。无故出现胸口憋、闷、疼，十分钟无法恢复，提示最近可能发生心肌梗死，应立即就诊。

还需要当心的疾病是心力衰竭。心力衰竭的可能危险因素有：心肌梗死病史、高血压病史。心衰的表现为后半夜呼吸困难甚至憋醒，称为夜间阵发性呼吸困难，要坐起来才能缓解，提示心力衰竭加重。心力衰竭加重还有一种表现，进行与以往一样的运动更加吃力、休息更频繁。这种情况建议到医院找医生调药，加强药物治疗，缓解症状。否则心衰急性加重致肺水肿，急性发作可能会有生命危险。

7.

立秋“贴秋膘”的习俗有没有理论依据？如何正确地“贴秋膘”？

“贴秋膘”的意思是立秋时进食高蛋白、高脂肪的食物，一方面补充夏天天气炎热、胃口不好、体力消耗大引起的身体亏空，另一方面是为了提高抵抗力来抵御即将到来的寒冬，符合中医“秋收冬藏”的理念。

但是现今社会人们生活水平提高，营养非常充足，甚至存在营养过剩的情况，所以不建议盲目地“贴秋膘”。过度进食高热量、高脂肪的食物可能会导致肥胖、高脂血症甚至冠心病。“贴秋膘”不光要吃肉，还要饮食均衡、营养结构合理。除肉类，还应摄入果蔬、蛋、奶、谷、豆等。肉类中，除了瘦猪肉，牛肉、鸡肉、鸭肉、鱼肉、虾肉都可以适量食用。

立秋进补建议主要为清补，不建议大补。也要根据自身身体状况和体质进补，如果身体较为虚弱，立秋确实是一个进补的好时节；对于本身就有肥胖、高脂血症的人群，谨慎“贴秋膘”，避免暴饮暴食损伤脾胃。

8.

中医是怎么看待三伏天晒后背的？有什么注意事项？

晒后背是一种传统养生方法，即利用太阳的照射和大自然的阳气来提升身体阳气。中医讲，后背是阳，腹部是阴，在后背有督脉和足太阳膀胱经两条阳经。督脉在后背正中央，上有大椎穴。督脉是“阳脉之海”，统揽一身阳气，对于全身阳气的运行非常有帮助。督脉对于整体经络的通畅、温煦、扶正祛邪都有非常重要的影响。另外，伏天晒后背也符合中医冬病夏治的理论。

适宜人群：阳虚的人、体质虚弱的人、寒湿重的人。正常人也可以通过晒后背进行养生。不推荐人群：高血压等慢性病患者、皮肤病患者，以及容易上火、有湿热证的人群。

方法：晒后背要讲究时段和时长，要避免暴晒，选择8—10时、16时后的时段，此时紫外线强度比较弱，阳光也比较柔和。晒后背的时间也要控制，年老体弱的人可以短时间晒背，根据自己身体的感受，先晒 15~20 分钟，循序渐进地增加到 30 分钟，以自己感觉舒适为度。在晒后背过程中要注意补水。如果出汗比较多，可以补充淡盐水或功能饮料。如果出现大汗淋漓甚至胸闷气短的症状，要立即停止晒背，及时就医。

『时令节气与健康』你问我答

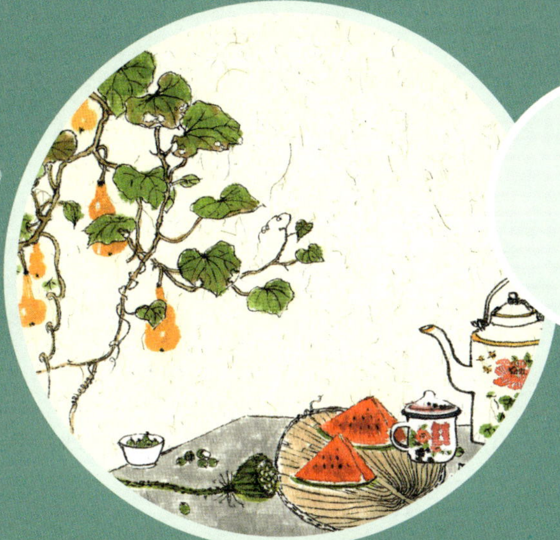

处暑

处暑即为“出暑”，表示炎热即将过去，人们开始感受到秋天的变化。处暑后雨量减少，燥气开始生成，容易出现皮肤、口鼻干燥等不适，此时正是润养的好时节。同时，处暑仍处在三伏之中，白天暑热盛行，但昼夜温差逐渐增大，容易引发感冒、咳嗽、咽部不适等，应继续保持良好卫生习惯，保持室内外空气流通，加强身体锻炼、提高免疫力，维护健康。

1.

处暑后天气渐凉，湿气还是存在，如何通过中医食疗或穴位按摩等方式来祛湿健脾，有哪些推荐的食材或药膳？

处暑意为“暑气至此而止矣”，标志着炎热气候逐渐消退，转为凉爽的秋季，这是寒与热交替的阶段。暑热在消退过程中易转化为燥邪，同时，暑的余气可能导致温燥之邪。此外，暑热过程中脾胃功能相对较弱，因暑热、出汗伤耗脾胃之气，食用寒凉食品消暑亦会损伤脾胃，加上秋燥的影响，易引发呼吸道症状，如咽喉不适、咽干、咽痛。

在处暑阶段，虽已进入秋季进补时期，但仍应以清淡、保护脾胃运化为主。推荐食用具有药食同源特性的食材，如莲子、芡实、薏米、冬瓜等，这些食材有助于健脾胃。可将其煲汤、煲粥或制成其他食品，同时要减少冷饮摄入。虽在暑热天适量食用冷饮有助于防暑降温，但处暑后应尽量避免，以免损伤脾胃。秋季水果丰富，同样应尽量避免食用冰镇过的水果。

推荐食谱：①莲藕炖排骨，莲藕偏凉性，排骨偏补，二者炖煮后，既可健脾，又能提升营养。②百合莲子老鸭汤，此汤可保护脾胃，百合与莲子均可健脾运脾。

穴位按摩：①极泉穴，位于腋窝正中间，可用拇指按住该穴，以感到疼痛为准，按压 30~50 次；或用一侧手拍打对侧极泉穴。这两种方法均可减少暑热积聚体内、解暑止汗。②手三里穴，曲肘后，肘横纹下两寸即为手三里穴，可连续按压 30~50 次，此穴可缓解脾胃虚弱导致的症状，具有健脾化燥、调节胃肠功能的作用。

2.

秋季为什么容易鼻出血？应该怎么应对？有哪些预防措施？

主要原因：①秋季空气干燥，致鼻腔黏膜干燥并增加毛细血管脆性，易引发出血；②不良习惯，如抠鼻孔、用力擤鼻涕或剃除鼻毛，直接或间接损伤鼻腔黏膜，导致鼻出血；③处暑后花粉浓度升高，过敏性鼻炎多发，其症状如鼻痒、打喷嚏等，易导致鼻腔黏膜毛细血管破裂出血；④鼻腔肿瘤、血液系统疾病、心血管系统疾病，以及维生素缺乏、肝肾疾病等，均可诱发鼻出血。反复鼻出血的患者应及时就医检查病因。

处理方式：①体位调整，身体稍前倾，头稍低，避免后仰导致血液流入咽部，引起恶心、呕吐，儿童尤须注意防止误吸。②指压止血，用大拇指和示指捏紧双侧鼻翼，持续 5~10 分钟，或棉球塞入出血侧鼻腔并按压 5~10 分钟，大部分出血可止住；若止不住，尤其是老年人，应及时就医。③局部冷敷，可促进毛细血管收缩，辅助止血。

预防措施：①保持室内湿润，必要时使用空气加湿器；②保持鼻腔湿润，可使用含凡士林的油膏或油性滴鼻剂，如石蜡油、复方薄荷油等；③控制过敏性鼻炎，减少揉搓鼻子和打喷嚏，以降低黏膜出血风险；④戒除不良生活习惯，如抠、搓鼻子，剔除鼻毛等；⑤饮食清淡，多摄入富含维生素的新鲜蔬菜。

3.

处暑后秋燥渐显，如何预防秋燥伤肺？有哪些推荐的养肺润燥的食材或者方法？

燥邪耗伤人的津液。饮食方面，注意清淡饮食，少食辛辣和烧烤食品，多食用补充津液的食品，如粥、水，喝水量要比平时增加，至少比其他季节多喝一杯水（约500毫升），保证身体津液的充沛。滋阴润燥的食材如银耳、百合、莲子、雪梨、甘蔗、玉竹。可以用菊花、金银花清热解毒、滋润肌肤。可以使用加湿器。气温适宜的情况下适量运动，运动量不宜过大，可以选择平缓的项目，如八段锦、太极拳，晚上或者早起可以快走、慢跑，同时有助于缓解情绪。

可采用桑菊代茶饮：桑叶、菊花和桑葚适量，放入绿茶或茉莉花茶等冲泡。也可取雪梨、银耳、冰糖适量，炖水，也能起到润燥的作用。

4.

在暑期有哪些方法可以有效减重，尤其是针对青少年、儿童群体？

食物多样化与合理搭配：不同年龄段儿童能量需求各异，因此须严格控制食物总摄入量。对于已经超重或肥胖的儿童，建议减少 20% 的能量摄入，以“八分饱”为宜。同时，应多摄入新鲜蔬菜水果，增加全谷物和豆类在主食中的占比，这些食物富含膳食纤维，有助于控制体重。此外，这样的饮食结构还能增强饱腹感，进一步控制总能量摄入。

培养良好饮食习惯：从小养成少油少盐、清淡饮食的好习惯至关重要。孩童时期形成的饮食习惯往往能延续至成年期，一旦形成不良饮食习惯，成年后难以改变。在外就餐时，应减少生冷、辛辣、高油、高盐、高糖菜肴的摄入。

规律进餐与优选零食：保证一日三餐定时定量，避免暴饮暴食和偏食挑食。早餐应丰富多样，午餐吃饱，晚餐则应以少量为宜，避免摄入高能量，且 21 时后不再进食。在正餐之间，可以选择新鲜水果、原味坚果、奶制品等健康零食作为补充，同样须控制总能量摄入，且健康零食不能替代正餐。此外，鼓励饮用足量清水，减少含糖饮料的摄入。

增加身体活动与保证充足睡眠：减少久坐和视屏时间。学龄前儿童每天至少应有三小时的运动量，其中两小时最好为户外运动；学龄儿童每天至少应保证一小时的有氧运动，如骑车、游泳、打球等。在睡眠方面，学龄前儿童保证10~13小时睡眠，学龄儿童可以减少到8~10小时。充足的睡眠有助于身体恢复和生长发育，同时也有助于控制体重。

5.

秋季为何易发慢性咽炎？慢性咽炎的主要症状有哪些？如何预防？

主要原因：①秋季干燥空气会刺激咽部黏膜，降低其防御功能，加之秋季昼夜气温变化大，人体抵抗力降低，易诱发咽喉部炎症。②秋季其他过敏性疾病，尤其是过敏性鼻炎发病率也较高。过敏性鼻炎发作时，大量鼻涕倒流会刺激咽部，引起不适。同时，鼻黏膜肿胀导致患者鼻塞，只能张口呼吸，不洁和干燥的空气直接刺激咽喉部，进一步引起咽喉炎症。③其他不良嗜好，如抽烟、喝酒、喜食辛辣食物（尤其是烧烤类食物）以及熬夜等，也会导致身体抵抗力降低，从而可能诱发咽炎。

主要症状：咽炎分为急性咽炎和慢性咽炎，急性咽炎起病较急，患者会突然感到咽干、灼热，随后出现咽痛、吞咽痛，吃东西时疼痛可稍有缓解。急性咽炎属急性呼吸道感染，病程通常维持一周左右，有时伴有全身症状，如发热、全身酸痛、乏力等。而慢性咽炎以局部症状为主，症状多样，每位患者主诉不同，常见症状包括咽干、异物感、频繁清嗓、干呕、有痰、干咳等。慢性咽炎还可能引发患者的心理问题，如社交、谈话时需要不停清嗓等。

预防措施：①改善生活习惯，戒烟戒酒，减少辛辣食物摄入，秋、冬季节应多吃润肺的食物如雪梨、银耳，以及富含维生素的蔬菜和水果；②保持规律作息，避免熬夜，并适当运动；③对于年老体弱群体，建议接种疫苗以预防急性呼吸道感染；④改善空气环境，保持适宜的湿度，可使用加湿器或用热水蒸气熏咽喉部，保持咽喉的湿润；⑤积极控制其他过敏疾病，如过敏性鼻炎等；⑥可能由反流性咽喉炎、反流性食管炎等引起的咽部不适患者，应及时到医院就诊，在医生指导下根据病因进行规范治疗。

6.

暑期天气炎热，如何确保享用美味又营养的健康餐点？

食物多样，合理搭配。建议每日摄入不少于12种食物，涵盖谷薯杂豆类、蔬菜水果类、大豆坚果类及畜禽鱼蛋奶四大类。搭配时须注意荤素搭配、粗细搭配、色彩搭配，确保肉类与蔬菜均衡摄入，精制谷物和全谷物、杂豆类合理搭配。色彩的选择不仅限于深色蔬果，还应包括如黑米、小米等粗杂粮，良好的色彩搭配有助于提升食欲。

少盐少油，清淡饮食。外出游玩时，应避免摄入过多生冷或辛辣食物，点菜时尽量少选择高油、高盐、高糖菜肴，追求清淡温热，营养价值高且保持原味的食物。同时，在聚会或外出游玩时，应限制酒精摄入，以免对身体造成不良影响。

规律用餐，保证良好作息。尽量确保一日三餐定时定量，以促进胃酸规律分泌，维护良好的消化能力。避免暴饮暴食。重视每一餐的质量，早餐应富含营养、午餐要吃饱，晚餐则须根据身体活动情况适当调整。对于超重或肥胖人群，建议七八分饱。正餐间可适量选择健康零食作为补充，如奶制品、水果及原味坚果等。此外，保持规律作息，避免熬夜与过度劳累，以免降低抵抗力。

提倡公筷分餐，注重卫生节约。处暑节气，饮食卫生与食品安全尤为重要。在外就餐时，应使用公筷公勺，实行分餐制。珍惜食物，点餐合理，避免浪费。若在海边游玩，食用海产品时尽量避免生食。同时，高温天气易使食物孳生细菌，因此，应尽量避免食用剩饭剩菜，以确保食品安全。

7.

处暑时节应该如何安排起居作息，以顺应自然变化？

处暑时节后，自然界的阳气由原来的疏泄变成了收敛。这时的作息应遵从“天人合一”的理念，顺应自然界变化。这个节气，建议早睡早起，保证充足的睡眠，每天可以比夏天平均多一个小时的睡眠时间。早睡可以避免秋天的肃杀之气对人体的损害，保证收敛阴精。同时，早起有助于舒展肺气、养秋气，缓解燥热的损伤。中医非常讲究子午觉，其中午时是指 11—13 时，应于这个时间午睡。秋天正午的时候阳气提升，暑热气候仍然存在，这时稍作休息可以避免暑热对人的侵扰，达到养心神、补心气的作用。子午觉的基本原则是子时大睡、午时小憩。子时，要有充足的睡眠，要睡好；中午的睡眠时间不要太长，半小时即可，时间过长会打乱人体的阴阳平衡，影响健康。

8.

秋季早晚温差逐渐加大，慢性疾病患者如何调整饮食或者生活方式？有哪些预防疾病建议？

一是要养成合理的膳食习惯，食物多样、合理搭配。二是要科学规律进餐，定时定量、清淡饮食、戒烟限酒，以预防和延缓并发症的发生。三是吃动平衡，作息规律。根据身体状况选择合适的运动形式和时间，保证睡眠时长与质量。四是加强自我管理，定期监测体重、血压及血脂等指标。定期进行营养咨询，科学调整和管理食养及生活方式。

对于超重肥胖者，需要控制能量摄入，每餐以七八分饱为宜，减少高能量食物的摄入，选择低脂动物性食物，增加蔬菜水果及全谷物摄入，以提升膳食纤维摄入。鼓励在家烹饪，使用油壶和盐勺控制油、盐的使用量。

高血压患者要注意减钠增钾，减少高脂肪、高胆固醇的食物摄入，并调节情绪，保持愉快心情和平和心态，以减轻压力。糖尿病患者则须关注能量摄入的适宜性，若存在超重肥胖问题，同样要控制体重。主食应定量，并优先选择全谷物等低血糖生成指数的食物，合理安排加餐。高脂血症或血脂异常患者须关注脂肪摄入量，少油烹饪，少盐控糖。

关注预包装食品的营养标签。高血压人群须特别关注钠含量。心血管系统疾病患者还要关注减少反式脂肪酸的摄入，避免选择含有氢化植物油、人造黄油、起酥油等成分的产品。

此外，秋季易引发呼吸道疾病，因此老年人、儿童、孕妇及慢性病患者等重点人群应积极接种流感疫苗、肺炎球菌疫苗等，以降低呼吸道传染病发病和重症发生的风险。外出时，还须根据自身的状况和所处环境佩戴口罩，避免前往人群聚集、空气不流通的场所。

9.

中医对于处暑时节的饮食调养有哪些具体建议，如何根据个人体质进行有针对性地调整？

顺应节气，调整饮食，是中医养生的非常重要原则。处暑后秋燥，首先，润燥养阴是最基本的方法和原则，所以在饮食上建议多吃一些百合、银耳、莲子、梨或蜂蜜所做的菜和饮品，缓解皮肤干燥、口干咽燥的状况。其次，秋天是收敛的状态，饮食上还要注意少辛多酸，少辛就是避免吃一些发散辛辣的食品，如辣椒、花椒、姜等，以及烧烤煎炸的食物，多吃秋季的应季的食品，尤其是新鲜水果，如橘子、葡萄等。在处暑节气，很多地方还有余热，这时候防止中暑或者内热加重，适当用清热食品，如绿豆、苦瓜，尽量避免过多食用冰激凌或冰镇水果这种寒凉的食品，会伤脾胃。根据每个人的体质调整饮食，平时阴虚内热体质的人群，应多吃养阴清肺的食品，如百合、银耳、雪梨。偏阳虚人群，表现为脾胃虚寒、手脚凉等，可以用健脾且不伤津的食品，如百合、山药，这些食品既养阴气又护阳气，不会伤津液导致干燥问题。对于一部分急躁、易上火的人群，要少食辛辣，可适量食用带芯的莲子，健脾清热，也可以用苦瓜，降心火、清肝热，保证心情平和。

10.

秋季过敏性鼻炎的发病原因是什么？有哪些主要症状？如何与感冒区分？

过敏性鼻炎的发作有两个原因：一为过敏体质，二为接触过敏原。过敏体质是由遗传因素引起的，有过敏性疾病的人，家庭中往往有好几个人患有过敏性疾病。过敏性鼻炎大多数由吸入性的过敏原引起，如粉尘螨、屋尘螨、真菌、动物皮屑、花粉等，这些物质飘浮在空气中会引起过敏性鼻炎的症状。北方四季鲜明，春秋两个季节是花粉的播散期，特别是秋季，天气又干又热，非常有利于花粉的飘浮和播散，秋季花粉过敏的患者非常多，花粉过敏在医学上被称作“花粉症”，春秋发病率高。

过敏与感冒有哪些区别呢？虽然都会打喷嚏、流鼻涕，但过敏性鼻炎打喷嚏是阵发性的，一般连续打 3~10 个喷嚏，甚至 10 个以上，阵发性是其特征；感冒打喷嚏较少。过敏性鼻炎的症状是大量清水样涕，感冒一般 1~3 天就变成黏性鼻涕，但是过敏性鼻炎只要接触过敏原就会整个花粉期都流清水样鼻涕，症状还包括皮肤过敏（以瘙痒为主）、鼻塞；而感冒痒的感觉不太重。所以，过敏性鼻炎具有四大症状，鼻痒、流涕、阵发性打喷嚏和鼻塞。此外，过敏性鼻炎还常常合并其他过敏性疾病，如过敏性结膜炎，在花粉症中表现非常多，表现为眼痒、流泪、眼红、眼干症状，个别还有皮疹、特异性皮炎或哮喘发作。

11.

秋季过敏性鼻炎如何预防和治疗？

预防措施：①要避免接触花粉，花粉播散期尽量减少外出，外出要佩戴防护口罩、眼罩来减少花粉的吸入和接触。②外出后，回家要及时更换衣物，洗手洗脸。③外出时穿比较光滑的衣服，减少花粉黏附。④在室内最好选择夜间花粉浓度较低的时候开窗通风，鼓励房间用空气净化器来净化室内空气，减少因花粉浓度太高引起的症状。⑤提前预防用药，一定要关注自己居住区的花粉浓度变化，我国幅员辽阔、植被丰富，花粉的种类也非常多，每个居住区花粉浓度不一样，所以要关注居住区的花粉浓度，要在花粉播散前一到两周进行预防性用药，预防性用药可以延缓过敏性鼻炎症状的发作和减轻过敏性鼻炎的症状。

治疗方法：目前主要治疗方法是在医生指导下进行药物治疗和过敏原的特异性免疫治疗。药物治疗也称阶梯性治疗，必须在医生指导下进行。过敏原特异性免疫治疗是对因治疗,用法非常受限,标准化的变应原还不是非常多,所以在临床上使用起来有很大限制。此外,过敏性鼻炎和遗传因素有关,很难根治。目前的治疗目标就是维持和控制,对患者依从性有较高要求。

『时令节气与健康』你问我答

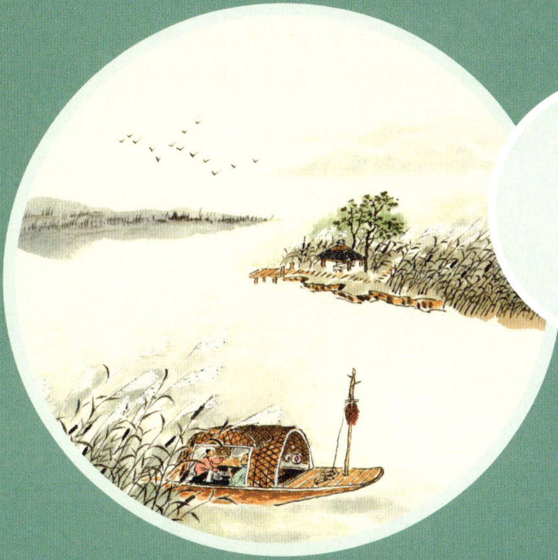

白露

“露沾蔬草白，天气转青高”。白露，标志着孟秋时节的结束和仲秋时节的开始。白露时节，天高云淡，气爽风凉，昼夜温差开始变大。俗话说，“白露秋风夜，一夜凉一夜”，此时湿气当收，秋燥渐甚，阴阳之气更替变化较为剧烈，是流行性疾病的高发季节，易引发普通感冒、流感、肺炎等呼吸道疾病，应保持良好的个人卫生习惯，及时接种流感疫苗等，同时适度调整饮食起居，加强必要的锻炼和运动。

1.

白露时节天气转凉，如何通过中医的方法增强儿童身体抵抗力，以适应季节的变化？

抵抗力即中医学中常说的正气，中医学中有句话叫作“正气存内，邪不可干”。在白露时节，对于儿童来说，肺脾之气是最为重要的，在这个时节要注重养肺阴、健脾气。

可以通过日常生活习惯的调整养肺阴、健脾气，建议这时孩子要早睡早起。白露时节，日照的时间会逐渐缩短，夜晚的时间会逐渐延长，对于孩子来说，顺应这种节气规律的变化，适当地延长睡眠时间，可以保证孩子的身体处在一种更好的状态。一方面可以帮助孩子阳气和正气的养护和蓄积，另一方面也可以促进孩子的生长发育，保证孩子正常的学习能力和生长能力。如果过度疲劳或者睡眠时间不足，很容易损伤孩子的肺脾之气，从而导致免疫功能下降。

在保证充分休息的同时，要鼓励孩子多运动，通过运动锻炼孩子的肺活量，保持愉快的心情。这无疑对健康也是有益的。

除了生活习惯的调整，还可以通过一些简单的小儿推拿手法帮助孩子改善免疫力。这里介绍几个常用的穴位。在秋天要养肺阴，健脾气，中医推荐的第一个穴位就是内劳宫穴，内劳宫穴在手掌心，取穴很简单，手握拳，中指指端抵住的位置就是内劳宫。轻轻地揉按这个穴位可起到清心除烦的作用。还有一个穴位叫作二马穴，在掌背的第 4、第 5 掌骨中间凹陷处，可以通过揉二马穴起到养阴的作用。在中医理论中,二马穴是养阴的要穴,可以帮助我们抵御秋天的燥气。对于孩子最重要的是要养护调理脾胃,这里推荐一个穴位,就是手上的板门穴。此穴在大鱼际的顶点,通过揉按的手法,可以起到运脾和胃、帮助消化的作用。

秋天也是鼻炎的高发季节,尤其秋天的燥气对有鼻炎的孩子特别不友好,可以通过揉按迎香穴起到预防和保健的作用,迎香穴就在鼻翼两旁的位置。除以上调养以外,我们还要在白露时节注意防御邪气,秋天最容易感受的邪气就是风寒之邪和燥邪。那么如何预防呢?我们只需守护好孩子的两个门户。一个门户就是头颈部、背部及腹部,这些位置是寒邪容易入侵的部位。天气转凉的时候,家长要扮演好天气预报员和温暖守护者的角色,及时给孩子增添衣物。还有一个门户就是我们的鼻腔和咽喉,这两个位置是风热邪气、燥邪容易入侵的部位,所以要多喝水、多吃蔬菜,保持鼻咽湿润,减少风热邪气和燥邪对孩子的侵犯。

2.

白露节气后昼夜温差也会增大,公众该如何预防呼吸道感染?若感染又该如何进行调节养护?

进入白露节气以后天气转凉,昼夜温差增大,这时候如果不注意衣物的调整就容易受凉,增加呼吸道感染的风险。

早晚注意保暖:“春捂秋冻”这个民间说法并不适用于所有人,特别是免疫力较差的老年人及有基础疾病的人群。

保持良好的卫生习惯：呼吸道感染性疾病入侵的途径其实是类似的，一个途径是飞沫传播，因此要注意社交距离、咳嗽礼仪，另外特别要注意开窗通风，如果去密闭环境，必要时佩戴口罩；另一个传播途径是接触传播，因此要管理好手卫生，勤洗手。

坚持健康的生活方式：规律作息，合理饮食，不要熬夜。如果遇到呼吸道感染的情况要及时治疗。如果是普通感冒，不建议患者盲目使用抗菌药物，可以给予一些对症处理，或者一些中成药。另外，如果呼吸道感染，需要注意休息，不建议带病上课、上班，既是给身体恢复的时机，也防止把疾病传染给他人。还有一些高危人群，比如有基础疾病的老年人，要观察自己症状的变化，如果出现了发热不退，呼吸困难、胸痛，精神状态的改变，要及时就医。

3.

呼吸道疾病高发季节，接种疫苗的最佳时机是什么时候？哪几类人群应该优先接种？

天气转冷，进入了呼吸道疾病流行的季节。接种疫苗是预防呼吸道传染病便利且有效的措施。在整个防控呼吸道传染病的过程中，接种疫苗是一个优先选择的措施。每一种疫苗都有其免疫程序，一般来说，疫苗给多大年龄的人接种，接种几剂次，间隔多长时间，选择何种疫苗，都属于免疫程序的范畴。对于流感疫苗接种有一个特殊的建议，就是在流感流行季节之前接种疫苗预防效果更好。一般建议在10月底前完成接种。如果因为各种原因没有来得及在10月底前接种，后续也要尽早完成接种，让疫苗的效果得到更好地发挥。因为疫苗要产生效果需要2~4周的时间。

有些人感染了细菌或病毒之后症状会比较严重，这些人就是接种疫苗时的优先推荐的人群。简单来说就是“一老一小一弱”，“一小”是指5岁以下的儿童，尤其是婴幼儿；“一老”主要是60岁以上的老年人；“一弱”主要是指有慢性基础性疾病的人群。不管是流感疫苗还是肺炎球菌疫苗，优先推荐的人群大体一致。6月龄以上的人群，只要没有禁忌证，都推荐接种流感疫苗。

要想进一步了解流感疫苗、肺炎球菌疫苗的具体信息，可以到辖区社区卫生服务中心或者乡镇卫生院，向预防接种医生咨询。

4.

秋季早晚渐凉，对慢性呼吸系统疾病患者有何影响？如何预防复发？

进入秋季后，气温变化明显，天气渐凉，另外空气也变得比较干燥，并且秋天的花粉浓度也比较高，这些因素都会对慢性呼吸系统疾病患者造成不利影响。一方面，冷空气、花粉浓度增高可能会导致患者出现咳嗽、喘息症状，这个季节也是支气管哮喘的高发季节。另一方面，气温下降会增加呼吸道感染的风险，而呼吸道感染会使得一些原有的慢性呼吸系统疾病加重，可能让一个很小的感冒变成“大病”。

因此，这类人群特别需要注意以下三点。一是将慢性呼吸系统疾病控制在理想状态，务必按照医嘱用药。将呼吸系统疾病控制好的话，抵抗呼吸道感染的能力就增强了。二是建议慢性呼吸系统疾病患者接种相关疫苗。三是老年朋友一定要注意根据气候变化增添衣物，因为老年人对气候变化的敏感性会降低，同时自身调节能力也会减弱，因此一定要关注气候变化，减少呼吸道感染的风险。此外，要坚持健康的生活方式和良好的卫生习惯，要把健康的生活方式和良好的卫生习惯传递给身边的人。

5.

哪些人更容易感染流感？怎样更好地保护高风险人群？

秋、冬季节是流感的高发季节，流感是一种常见的呼吸道传染性疾病，所有人群普遍易感。

哪些人更容易感染？主要是接触流感病毒机会多的人，比如医务人员，以及长时间在密闭空间（如托幼机构、学校、人口密度大的工厂等）聚集的人群。但是流感本身是自限性疾病，绝大多数情况下能自行康复，不用太过担心。

哪些是高风险人群？有些人患流感后更容易出现重症，除了儿童、老年人、有基础疾病的人群，还要关注孕妇、免疫功能低下和肥胖人群。对于这几类人群，建议尽早接种流感疫苗，这是目前最经济、有效的方式。由于保护性抗体的产生需要一段时间，因此，建议在10月底之前完成接种。同样，这几类人群要将自身的基础疾病管理好，维持在理想的状态，增强抗病能力。

另外，对于这几类高风险人群的陪护者，无论是陪护老年人还是照顾儿童，都建议尽早进行疫苗接种。同时，如果陪护者出现了呼吸道感染的症状，要做好防护，避免将病原体传染给脆弱人群。

6.

白露时节，天气冷暖多变，早晚温差大，有哪些增强身体免疫力的饮食调节和保养保健方式？

俗话说，“上午白露凉飕飕，下午白露似蒸笼”，白露之后天气逐渐转凉，人们常感到口咽、鼻腔干燥，这就是典型的“秋燥”；但同时，夏天残留的暑湿未尽，所以很多人还会出现食欲不振、胃口不佳的情况。在饮食调理上，不但要润肺防秋燥，还要健脾祛湿邪。在食疗方面，可以多吃一些西红柿、银耳、莲子、百合、莲藕等润肺生津的食物，还可以多吃一些山药、板栗、小米、芡实等益气健脾的食物。同时，要注意尽量少吃辛辣刺激、烧烤类食物，尽量减少食用生冷寒凉的食物。推荐“一粥一汤一茶饮”作为日常的调理。

“一粥”，一种是百合莲子粥，百合润肺养心安神，莲子健脾益气，这两种食物放在一起煲粥，可以起到健脾润肺的作用；另一种是山药薏米粥，山药可以养脾阴，而薏米有健脾祛湿的功效，这两种食物合在一起煲粥，相得益彰。

“一汤”，推荐金橘瘦肉汤，2~3个小金橘，加上适量的瘦肉来煲汤。金橘是一种温而不燥的水果，与瘦肉一起煲汤能够很好地缓解干燥所引起的咳嗽、咳痰、咽喉不适等症状，同时能生津开胃、促进消化。

“一茶饮”，秋天早晚偏凉，可以用陈皮、柠檬，加少许蜂蜜，煮一碗温暖的茶饮，当作日常有保健作用的饮料，既能温中理气，又能润燥生津。

7.

家长应该如何引导孩子尽快适应学习生活?

当孩子出现一些不适应学习生活的情况时，家长千万不要一味地指责和批评孩子，而是要学会解读孩子心理行为背后的密码，努力寻找针对性的方法帮助孩子。具体有以下四点建议。

在孩子面前“静心”，保持稳定平和的心态。当孩子处在焦虑状态时，家长一定不能比孩子还焦虑，否则会让孩子更焦虑。家长保持稳定平和的心态，孩子的安全感自然就会倍增。家长要用行动告诉孩子，这是一件很平常的事儿，不是什么大事儿，这样孩子就会很快回到释然的状态。

陪孩子“收心”，让孩子感受到他不是一个人在战斗。具体做法：家长要尽快调整孩子的生物钟，让孩子恢复规律作息，每天适当运动，这样有利于孩子恢复精力。家长还可以陪孩子一起制订新学期的学习计划，每天帮孩子完成一个小目标，让孩子提升学习自信，找回学习状态。这个时候家长也可以制订自己的工作学习计划，让孩子感受到家长在和他一起努力。

助力孩子“强心”，为孩子的心理电池续航储能。家长平时可以注意给孩子积极的心理暗示，让孩子感受到你相信他一定能行。平时家长要教会孩子接纳自己的情绪，并让孩子学会用合适的方法表达自己的情绪。近期可以帮孩子找一件他非常喜欢做的事情，帮助孩子恢复到一个好的、有活力的状态，这对恢复他的行动力非常有帮助。

帮助孩子“安心”。家长要告诉孩子，放假、开学是学习生活的大规律，要主动去适应它，一步一步调节，用新知识、新技能充实我们的未来。

有两个小方法可以让孩子自我调节负性情绪，结合使用效果更好。

写下来：让孩子把每天不高兴的情绪、忧虑、困惑都记录下来，想想什么问题是目前最需要解决的，其实这就相当于一次书面倾诉。

多回忆：让孩子多回忆以前自己成功的经历，回忆生活中美好的事情，这样会提升孩子自信的感受和内动力。

8.

开学后孩子们都回到校园里，应该如何预防学校发生的常见呼吸道传染病？

开学后学生聚到了一起，在教室这样密闭的空间密切接触，增加了传染病传播的概率，尤其流感、水痘、流行性腮腺炎等疾病，飞沫传播的风险会更大一些。预防传染病，主要从三个环节入手，包括控制传染源、切断传播途径和保护易感人群。比如学校开展的晨午检制度、因病缺勤缺课追踪登记，还有健康监测制度，这些都是为了及时发现传染源和控制传染源的措施。如果有学生出现了发热、咳嗽、腮腺肿大等症状，家长要及时向老师报告，并及时就医。在日常生活和学习过程中，科学佩戴口罩，勤洗手，保持手卫生，让密闭的空间尽可能通风，注意咳嗽礼仪，不提倡带病上学上课，在流行季节尽量少去人群聚集的大型活动场所，这些都是切断传播途径的措施。要增强免疫力，适当增加锻炼，保持膳食营养的均衡及规律的作息。接种疫苗是为了提高人群特异性免疫力，也能避免疫苗所针对的传染病的发生，使疫苗的作用能够得到更好地发挥，进一步保护易感者。

特别强调一点，对于刚入学的新生，国家有一项查验接种证的制度，主要是为了了解儿童是否有漏种的疫苗。如果漏种了疫苗，要尽快到社区卫生服务中心或者乡镇卫生院补种，更好地发挥疫苗预防相应传染病的作用，以减少学校、幼儿园、托儿所传染病的发生和流行。

9.

“春捂秋冻”是否有依据？“秋冻”对身体有哪些益处？哪些人适宜“秋冻”？哪些人是坚决不能“秋冻”的？

俗话说，“春捂秋冻，不生杂病”。“秋冻”是指在秋天气候变凉后不要过早、过多地增添衣服，这是有一定科学道理的。“秋冻”，即适宜的凉爽刺激，有助于人体锻炼耐受寒冷的能力，为即将到来的寒冷冬季做好准备。

从中医的角度来说，秋天之后阳气逐渐进入收藏的状态，适当“秋冻”，可以让毛孔处在不那么开泄的状态，适宜于这个季节，能够让人体阳气逐渐从开放状态进入一种收藏蓄积的状态。

适当的“秋冻”可以减少毛孔开放、热量流失，同时也可预防穿得太多时毛孔受热开放、出汗多，降温时反而容易导致风邪、寒邪入侵。

所以，从中医角度来说，“秋冻”是有一定道理的。但“秋冻”也要科学，“秋冻”不等于挨冻。有几类人群是不太适合“秋冻”的，第一类是年龄小，体质弱，经常感冒生病的孩子；第二类是正在生病，或疾病初愈的孩子；第三类是有一些慢性疾病（比如过敏性鼻炎、哮喘、慢性胃炎、经常腹痛）的孩子。

“秋冻”也要选择合适的时间，初秋、仲秋气温不那么低的时候可以适当“秋冻”，帮助提高人体对寒冷的适应能力，但一旦进入深秋，或者气温比较低的时候，就不能“秋冻”。

还要注意，不是人体所有的部位都适合“秋冻”。有句俗话说，“白露身不露，寒露脚不露”，人体的后头部、背部、腹部，还有双脚容易受凉。前面讲过，这些部位是寒气容易入侵的门户，所以即便适合“秋冻”时，这些部位也需要适当保暖。

总而言之，“秋冻”第一要因时制宜，第二要因人而异，第三要根据不同部位区别对待。

10.

秋、冬季节很多人在罹患呼吸道疾病后出现反反复复咳嗽的症状，这是什么原因？有没有一些居家的用药建议？

呼吸道感染急性期过后，发热和其他呼吸道症状都没有了，只遗留咳嗽，有时X线胸片、计算机体层扫描（CT）检查结果也都是正常的，这种情况称为感染后咳嗽。这种咳嗽一般以干咳为主，偶尔有少量白痰，严重时会影响睡眠，影响生活。它的主要原因是感染导致的气道炎症、气道屏障功能受损、神经末梢暴露等。

感染后咳嗽一般是自限性的，随着气道屏障功能的修复，症状就会逐渐缓解。不建议大家长时间使用抗菌药物和抗病毒药物，如果咳嗽症状的确较重，影响了正常的生活，可以短期服用镇咳药物或中药。如果咳嗽持续时间较长，没有缓解的趋势，这种情况就需要到医院进行诊治，以排除其他疾病。

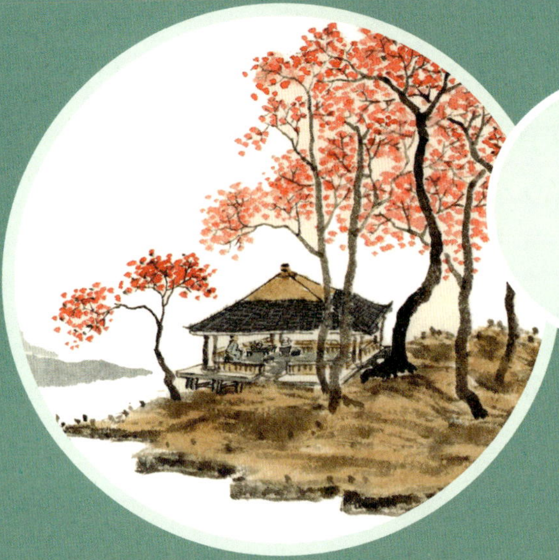

秋分

“金气秋分，风清露冷秋期半”，秋季的第四个节气是秋分。随着秋风渐起，气温适中，空气清新，正是人们调整生活作息、增强体质、预防疾病的重要时机。我们要密切关注自己和家人的身体状况，适时增减衣物，保持室内空气流通，减少病毒传播，及时接种疫苗，预防疾病。

1.

秋分之后天气越发干燥，中医强调“燥者润之”，应该如何调整饮食来顺应节气的变化？有哪些适宜的养生粥品或饮品？

秋分的“分”有等分的意思，在秋分这一天，白天和黑夜是等长的。过了秋分这一天之后，白天越来越短，黑夜越来越长，暑气渐渐消退，气候变得越来越凉爽，人们的食欲要比夏天好很多，所以在民间有“贴秋膘”的说法。“贴秋膘”要根据时令特点和体质特点来进补，不能盲目进补，也不能过度进补，以适度为宜。

另外，中医认为，秋天是燥气当令，燥邪首先伤肺，肺为娇脏，伤肺之后可能会出现咽干、干咳等症状；同时，燥邪伤津，肺主皮毛，容易出现皮肤干燥、口唇干燥等症状，因此要食用一些具有滋阴润燥功效的食物。中医认为，五色对应五脏，其中白色入肺，因此可以吃一些白色的食物，比如莲藕、山药、百合、银耳、白萝卜、梨等，这些食物都能起到养肺润肺的作用。

推荐的药膳是百合银耳雪梨饮。梨是应季水果，具有养阴生津、化痰止咳的作用，百合具有养阴润肺、养心安神的作用，银耳具有补气润肺、滋阴生津的作用。这三种食材加水一起煮了之后，水和食材可以一起食用，适合大多数人，十分契合秋分的时令特点。

2.

为什么秋分以后心脑血管疾病患者开始增多？常见的心脑血管疾病有哪些？该如何预防？

秋分以后，气温逐渐下降，昼夜温差加大。在气温下降之后，人们会面临寒冷空气的刺激，这种刺激会导致血管收缩，引起血压升高，加上天气越发干燥、饮水不足等，都会增加心脑血管疾病的风险。

气温下降之后，我们的运动、生活规律也会受到一些影响，这种情况下所摄入的食物热量较高，甚至在室内吸烟或者饮酒过度，都可以引起血脂升高，加上运动过少，会使心脑血管疾病的发病率增高。同时，秋分之后，由于白天的时间相对变短，日照时间减少，会影响人的心情，这时候情绪波动就会比较大，容易发生心脑血管疾病。

常见的心脑血管疾病包括脑梗死、脑出血、心肌梗死，以及不稳定型心绞痛等疾病。预防心脑血管疾病的建议如下。

注意保暖：在秋分时节，尤其在我们外出的时候，要及时添加衣服，避免在天气骤变时或寒冷天气时久在室外。

均衡饮食：提倡少盐、少油、少糖，在秋分的时候要更加注意饮食的多样化。每天吃的肉类不要超过一个拳头大小；一天的主食不要超过两个拳头大小；要适当增加水果和蔬菜的摄入量，应该有三四个拳头大小。这样的饮食结构有益于改善身体状况。

适当运动：在秋分时节应适当运动，如散步、打太极拳等。若室外温度较低，可以在室内做一些运动，比如适度的哑铃运动。此外，要保持良好的心态，避免情绪过分波动，并且要保证充足的睡眠。

关注基础疾病：如果以往有高血压、糖尿病、血脂异常，甚至心肌梗死、脑梗死，要注意监测血压、血糖、血脂是不是能够保持在稳定的范围内，是不是出现了较大的波动。如果血压、血糖、血脂出现较大波动，患者应该主动调整药物；有些患者平时甚至没有遵从医嘱而自动停药，此时应该把药服上。通过一到两天药物的调整，还不能达标的，应该到医院诊治。特别是45岁以上的人出现头晕、胸闷或其他不舒服的症状时，尽管以往患者的血压、血糖、血脂在正常范围内，这时候也要重点关注，如果有较大幅度的波动，请及时就医。

3.

秋季空气温度、湿度下降，慢性阻塞性肺疾病患者应该如何应对？

气候的变化对慢性阻塞性肺疾病患者影响较大。慢性阻塞性肺疾病在早期没有明显症状，主要表现为每年秋、冬季反复发作的咳嗽、咳痰，容易和其他呼吸系统疾病的症状相混淆。但特别需要注意的是，在咳嗽、咳痰的基础上，逐年加重的呼吸困难、气短、胸闷是慢性阻塞性肺疾病的重要表现。所以，对于长期吸烟的患者，如果出现上述症状，一定要及时就医。有些患者来医院就诊时已经出现呼吸衰竭、肺源性心脏病，到了需要肺移植的阶段，但患者从不知道自己得了慢性阻塞性肺疾病，我们一定要避免这种情况的发生。

慢性阻塞性肺疾病是一种可防可治的疾病，不需要紧张和害怕。导致该病的原因有很多，其中吸烟是最主要的危险因素，其他危险因素包括生物燃料、粉尘暴露等。因此，慢性阻塞性肺疾病最主要的预防措施就是严格戒烟，当然避免其他有害物质暴露也非常重要。

早期怎么判断是否得了慢性阻塞性肺疾病？肺功能检查是慢性阻塞性肺疾病最主要的诊断措施。普通民众对血压计、血糖仪都非常熟悉，但是对肺功能检查却知之甚少，其实肺功能检查是诊断慢性阻塞性肺疾病最主要的措施。建议对于长期大量吸烟的患者，每年都要进行肺功能筛查，便于早期诊断、早期治疗慢性阻塞性肺疾病，避免发展到呼吸衰竭和肺源性心脏病的状态。早期筛查、规范诊治和长期的健康管理，完全可以帮助患者改善症状、延缓疾病进展、提高生活质量。

秋分节气，气温下降，各种致病菌感染多发，其中慢性阻塞性肺疾病患者是最容易“中招”的。感染导致的慢性阻塞性肺疾病急性加重，常常使患者肺功能进一步恶化。所以，在这个时节，有以下几个防控感染的建议：慢性阻塞性肺疾病患者需要长期吸入药物，一定不能随意增减药物；需要提前接种肺炎球菌疫苗、流感疫苗等；如果在严格防护的情况下症状仍然明显加重，如咳嗽、咳痰、呼吸困难加重，一定要及时就医。

4.

流感疫苗种类中的“三价”和“四价”中的“价”指什么？适应接种人群有哪几类？

秋、冬季是流感高发季，应当注重流感预防，减少流感对公众健康的不良影响。

我国使用的流感疫苗主要有减毒活疫苗和灭活疫苗两种，根据疫苗覆盖的病毒型别，分为三价和四价流感疫苗，这里的“价”是指疫苗中所涵盖的病毒的型别和亚型的数量。

所有6月龄及以上且无接种禁忌证的人都应当接种流感疫苗，因为流感疫苗是预防流感的有效手段，尤其儿童、老年人，以及慢性病患者等高风险人群。6月龄及以上人群可接种三价或四价灭活疫苗，三价减毒活疫苗适用于3~17岁人群接种。

虽然不同流感疫苗的制备工艺有所不同，但都经过了长期的科学研究和接种实践证明，目前上市的流感疫苗都是安全有效的，保护效果都是相近的，不同人群可以根据自身需求和禁忌证，自愿选择并接种相应的流感疫苗。

5.

秋分以后气候转凉，容易引发腹泻、腹胀等问题，该如何调养与保护脾胃？

经过炎夏的消耗，入秋后脾的运化功能会有所下降，这时候稍有不慎就可能出现腹泻、腹胀等症状。同时，腹部也特别容易受到风寒的影响，风寒侵袭会诱发或加重这些症状。在这个时节，饮食上要以温暖、易消化的食物为主，避免生冷、油腻、辛辣刺激性食物。另外，风寒除了容易侵袭腹部，后背也特别容易受到侵袭。如果风寒侵袭后背，会出现鼻塞、咳嗽、流鼻涕等感冒症状。这时候在穿衣时就可以采取洋葱式穿衣法，即在早晚温度比较低的时候可以一层一层增加衣物，在中午温度稍高的时候可以逐层减少衣物，以应对季节气候的变化。若出现腹部不适的情况，推荐按压以下两个穴位。

中脘穴：在人体的正中线上，取穴非常方便，先找到胸骨，顺着胸骨从上往下，找到尽头的剑突，从剑突到肚脐连线的中点就是中脘穴。可以将示指和中指放在中脘穴上，稍加用力，顺时针或逆时针方向揉按穴位，以被按摩处感到明显酸胀且身体能够承受为度，每次可以按 2~3 分钟，每天可以按 2 次或 3 次。揉按中脘穴可以起到健脾益胃的作用，能够缓解胃胀、食欲不振、呕吐、恶心、反酸等症状。

神阙穴：位于肚脐的正中央，是胎儿时期气血运行的要道，也是神气出入的场所，因此取名为神阙穴。神阙穴具有健脾和胃的作用，同时还能温通阳气、强身祛病。在使用神阙穴进行保健时，可以将双手手心搓热，轮流交替去温暖神阙穴。

6.

患有慢性疾病的老年人应当如何运动养生？

患慢性支气管炎、脂肪肝等慢性病的老年人不在少数，慢性支气管炎遇到寒冷空气或者季节变化的时候就容易发作，有时甚至需要输液治疗。老年人应适当增强体育锻炼，以改善机体免疫力。对于老年人的运动建议如下。

站桩：可以从几分钟练起，直到能站半小时甚至更久。刚开始的时候双腿可能会不停地打颤，汗流浃背。经过长时间的练习，身体会逐渐适应运动强度。

太极拳：每天练习 1 小时左右的太极拳，有助于保持肌肉量。

适当的力量训练：力量训练可以增加肌肉力量，改善新陈代谢，但应注意量力而行。

有氧运动：如慢跑、游泳、骑行等，适当的强度与长期的坚持，有助于提升身体素质。

7.

脑血管意外的危险因素有哪些？如何识别脑血管意外？

脑血管意外，是一种慢性血管疾病的急性发作，包括脑缺血、脑出血和脑血栓，以缺血为多。脑血管意外的危险因素包括以下三类。

一是遗传因素和不良生活习惯，比如有脑卒中或者脑梗死、心肌梗死家族史的人，吸烟、大量饮酒、不锻炼的人，容易发生脑血管意外。

二是高血压、高血糖、高血脂，有这些危险因素的人容易发生脑血管意外。

三是既往出现过心肌梗死、脑梗死，有这种情况的也是高危人群。

所以，要培养自己良好的生活方式，戒烟、限酒、规律运动。如果曾患心肌梗死、脑梗死，一定要明确自身发生心肌梗死、脑梗死的原因，进行针对性治疗。识别脑卒中的典型症状比较容易，记住一个简单的口诀，就是“中风120”。

“1”：即看一张脸，要看面纹对不对称。有人口角两边不对称了，或者一边的面纹好像变浅了，要尽快送医院救治。

“2”：即两只胳膊或者两条腿。两只胳膊伸出来没劲儿，一边的胳膊会明显往下耷拉；或两条腿没劲儿，走路会发飘。

“0”：即聆听。家属说话时患者听不懂，比如跟家里老年人通电话时老年人听不懂，或者老年人说的话家属听不懂，都属于聆听出现问题。

8.

如何应对突发脑卒中？

脑卒中的救治要和时间赛跑，救治黄金时间窗为 4.5 小时，一旦怀疑身边有人出现上述早期症状，应尽快拨打“120”将其送医院进行抢救。应对突发脑卒中，我们要避免以下错误行为。

不要马上把患者抱起来：因为患者可能是躺着犯病或者晕倒了，如果突然把他抱起来，或者拼命摇他的头，可能会引起症状加重，如果是脑出血，则会导致出血量增多。

不要大声叫喊：大声叫喊会让患者紧张，人在紧张时血压会升高，从而引起更严重的问题。

不要喂药：很多脑卒中患者，血压、血糖、血脂长期没有得到有效控制，或者不遵从医嘱自行停药，这时让其服用抗高血压药、抗血小板药(如阿司匹林等)，都是错误的，因为患者可能是脑出血，使用阿司匹林只会让其出血量增加。如果是血管栓塞，这时一旦把血压降下来，会引起代偿性供应不足，反而会导致脑卒中加重。还有一些人认为患者是低血糖晕倒了，会喂糖水，这是错误的做法，这会引起患者呕吐等症状，甚至会影响医院的救治。

等待“120”时应该做什么？要避免什么？有以下四点建议：一是患者应该平卧，让其处于安静状态，如果患者意识不清，一定要把他的头偏到一侧，避免其将呕吐物吸到肺里；二是保持呼吸道通畅；三是安抚患者，可以与他有肢体接触，让他安静，不要紧张，告诉他医生很快就来，缓解患者的焦躁情绪，延缓病情进展；四是如果有血压计，可以用血压计测量患者的血压，待医生到达后，可以及时告知其患者的血压情况。

9.

哮喘的发作和天气气候的变化有着怎样的关系？如何鉴别感染性咳嗽和哮喘？如何预防哮喘发作？

随着秋季到来，哮喘患者逐渐增多，这种情况主要是由于秋季空气温度和湿度的变化，还有秋季特有的过敏原（如蒿草花粉、霉菌）增加，这些都是哮喘的重要致病因素。

其实很多患者往往意识不到自己患有哮喘，有些患者长期咳嗽，但一点儿都不喘，为什么说其患有哮喘呢？“哮喘不只喘，胸闷、咳嗽来逞强”，这句话的意思是，哮喘可以一点儿都不喘，胸闷、咳嗽是唯一的症状。所以，在自己有长期反复咳嗽、胸闷的时候，需要注意识别。

哮喘在很多症状上容易与感染性咳嗽混淆，在秋季，我们怎么去鉴别感染性咳嗽和哮喘呢？感染性咳嗽是急性病程，不会反复、频繁地发作，而哮喘是气道慢性炎症性疾病，会反复发作。当咳嗽持续两个月以上都不缓解，尤其是夜间咳嗽比较重，在遇到冷空气或者其他刺激性物质后诱发咳嗽发作时，我们就要警惕哮喘的可能。

哮喘和过敏性鼻炎常为伴随性疾病：过敏性鼻炎的表现是接触冷空气或者其他刺激性气味、物质的时候出现鼻塞、流涕、打喷嚏，症状与上呼吸道感染类似。虽然其与哮喘的诱发因素完全不一样，但是它们就像孪生兄弟一样、常伴随发作，所以当鼻塞、流涕、打喷嚏伴随咳嗽、胸闷的时候，也需要警惕哮喘。在这样的季节如何避免哮喘发作？

防寒保暖：密切关注气候变化，加强防寒保暖措施，避免受凉感冒。

吸入药物的使用：哮喘症状好了并不代表哮喘痊愈，不可擅自停药。在药物长期控制的情况下，哮喘患者的肺功能可以维持得很好，但如果擅自停药，当哮喘的慢性气道炎症控制不好时就会出现症状反复。老年人和儿童是哮喘的高发人群，他们掌握吸入装置的使用更加困难，所以需要额外关注。另外，老年人需要特别关注的一点是，其常常合并其他疾病，当出现胸闷、咳嗽等症状时，常常容易和其他疾病混淆而被忽视。所以，老年人出现咳嗽、胸闷症状加重时，建议及时就医。

10.

“悲秋综合征”对人的身体有哪些影响？应该如何应对？

秋分之后，白天越来越短，黑夜越来越长。其实“悲秋综合征”是指在秋天，人体的生物钟不适应日照时间长短的变化，导致生理节律紊乱，使人们的情绪受到影响，加之秋天景色萧瑟，黄叶飘落，给人们带来一种凄凉、苦闷的感觉，人们可能会表现出兴趣下降、注意力不集中、失眠、情绪低落、精神萎靡等。这种情绪变化是和气候变化有关的，是自然的生理和心理反应。女性和老年人更容易出现这些情绪，如果这些情绪持续不缓解，推荐以下几种缓解方式。

腹式呼吸法：有助于缓解紧张情绪，减轻压力。在呼吸的时候首先要深吸气，吸气的时候要最大限度地使腹部往外扩张，保持胸部不动。然后在呼气的时候，最大限度地让腹部向内收缩，保持胸部不动。如此循环往复，每一次呼吸节律保持一致，这就是腹式呼吸法。

按压神门穴：神门穴顾名思义是安定心神的门户，所以叫神门穴。这个穴位在腕横纹上，也是很好取穴的。在腕横纹的尺侧（小指侧）可以摸到一条大筋，在屈腕的时候可以更明显地摸到，这是尺侧腕屈肌腱。在这条大筋的桡侧（拇指侧）可以摸到一个凹陷，此凹陷处就是神门穴。可以用对侧的拇指揉按该穴，每次按摩2~3分钟，双侧轮流按，一天可以按2次或3次。常按神门穴可以起到宁心安神、调节情绪的作用。

以喜胜悲法：中医认为，情绪和脏腑是相对应的，“五志”，也就是五种情绪，分别对应五脏。悲对应的是肺脏，根据五行相克理论，喜胜悲，因此可以用以喜胜悲法。人们可以参加一些让自己开心、放松的娱乐活动，或者做一些能够放松身心的运动，如去风景优美的地方散步，打太极拳、八段锦等。同时对于一些有运动基础的人，可以做一些强度稍高的运动，比如游泳、骑行、跑步等，人们可以通过这些运动带来的喜悦缓解不良情绪。

11.

脑血管疾病患者如何做后期康复？如果康复效果达不到预期该怎么办？

脑卒中之后的康复治疗是除溶栓之外最有效的治疗手段。脑卒中在急性期后，应该尽早在病情平稳之后开始康复治疗。以下四点是康复治疗的关键。

一是脑卒中之后的康复治疗应该由神经治疗专业团队来进行，普通的理疗团队难以实现脑卒中的有效康复治疗。

二是康复治疗越早越好，所谓越早越好，就是病情稳定 24 小时之后即可进行康复治疗。

三是康复治疗是个体化的、长期的，通过康复治疗，有些轻中度脑卒中患者能够恢复到正常的生活自理水平。脑卒中患者的住院时间一般是有限的，出院后回到社区，除了要自我康复，还应该定期找康复治疗师调整康复姿势。因为不正确的康复姿势会增加残疾的风险，并不是胳膊、腿越有劲儿越不残疾。

四是康复的另外一个重要任务就是预防在住院期间长期卧床所引起的并发症，同时在后期还要注意慢性病的预防。有些人错误地认为，在康复期间就可以把以往的慢性病防控药物停掉，导致一边康复一边发生新的脑卒中。

患者家属要关注患者的康复效果，如果患者达不到预期的康复效果，应该请医生尽早对原康复计划重新进行评估。同时家属应该给患者更多的关心关爱，应该加入患者的康复计划中，因为对患者心理上的关心和支持也是避免他们焦躁、使其能够达到良好康复效果的重要保障。

12.

接种疫苗能够在多大程度上降低感染相关疾病的风险？如果接种疫苗后感染，能否继续接种疫苗？

接种疫苗是预防传染病的有效措施，也是预防传染病优先选择的措施。接种流感疫苗、肺炎球菌疫苗和新型冠状病毒疫苗可以大幅度降低疾病风险，比如可降低感染的概率，降低重症和死亡的风险。此外，还可以避免合并感染所引发的严重呼吸道感染及并发症。

从研究数据来看，接种流感疫苗能够将流感的发病和住院风险降低 50% 以上。学校是人群相对密集的场所，容易引起流感病毒的传播。如果在学生群体中大规模地开展流感疫苗的集中接种，可以使流感聚集性疫情的发生风险降低 90%。对于有基础疾病但免疫功能正常的成年人，也包括老年人，接种肺炎球菌疫苗预防侵袭性疾病（如肺炎、脑膜炎）的效果可达到 50%~80%。接种新型冠状病毒疫苗，也可以有效降低重症和死亡的风险。

在同一个流感流行季节，已经完成流感疫苗接种的人不需要重复接种。适龄人群尽量在10月底前完成疫苗接种，如果在10月底前因为其他原因没有及时接种，后续也要尽早接种。

疫苗接种前后也有一些注意事项。接种前需要配合预防接种工作人员的询问，做健康状况的询查，以及接种禁忌证的核查，避免在发热时或者一些疾病的发作期接种疫苗。在这里要特别提示，已感染流感或者有流感症状的人员要加强个人防护，戴好口罩，尽量不参加聚会聚餐等聚集性活动，注意休息，必要时可居家休养至症状消失。在日常生活中，大家要保持充足的睡眠、充分的营养、适当的锻炼，提高身体素质，增强身体抵抗力。

13.

如何解决超重困扰？推荐哪些健康的生活方式？

一部分人的超重主要是由于过度饮食。饮酒也会引起食量增加，体重上升。为解决健康问题，应及时减重。有氧运动，如打太极拳、慢跑、游泳和骑行等，都有助于减重，同时应注重获取健康知识，提高对健康的认知，改变不良习惯，三餐保持正常量，不暴饮暴食，不过量饮酒，坚持少盐、少糖、少油，多吃蔬菜、水果和粗粮。坚持早睡早起，不熬夜。在心态上，保持乐观，不生气。长期坚持，保持体重在正常范围。

健康的生活方式就是要合理膳食、适当运动，还要做一些心理调节，要有充足的睡眠。此外，还要读书学习，参加一些社会活动，每年定期健康体检。健康生活需要自律、坚持、平衡和分享。我们应该明白减重是一个系统工程，它是建立在健康饮食、合理运动和良好的生活习惯基础上的，而不仅仅是追求体重数字的快速下降。

减重需要耐心和坚持，不要急于求成，同时还要保持良好的心态，这是减重过程中非常重要的一环。如果能找到一项适合自己的运动，形成长期的运动习惯，减重的效果就会更加稳定、持久。

『时令节气与健康』你问我答

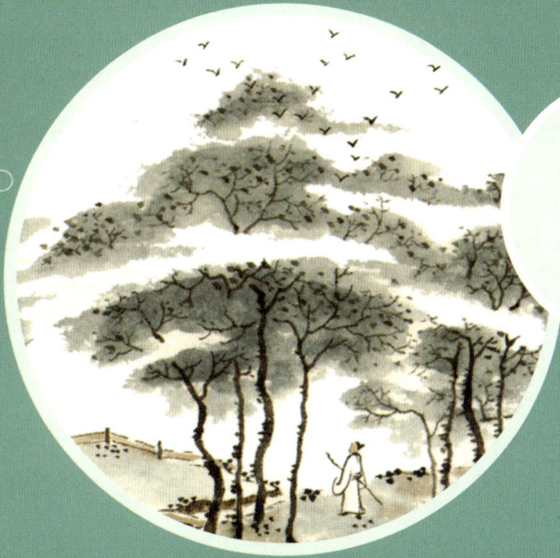

寒露

“寒露惊秋晚，朝看菊渐黄”。寒露是二十四节气中最早出现“寒”字的节气，标志着深秋已至，天气逐渐由凉爽向寒冷过渡。此时昼夜温差变得更大，呼吸道传染病的防治和心脑血管健康成为我们关注的重点。俗话说，“白露身不露，寒露脚不露”，此时阳气初收，应适时添加衣物，注意保暖，饮食应“养阴润燥，润肺益胃”，要保持良好的个人卫生习惯，保持室内空气流通，适当运动，及时接种疫苗，预防疾病的发生。

1.

“十一”假期后不少人出现感冒、咳嗽，有些人甚至出现呕吐、腹泻等不适，这是什么原因引起的？又该如何处理？

“十一”假期后出现感冒、咳嗽、呕吐、腹泻等不适症状，可能由以下几个原因引起。

天气变化：气温变化可能导致身体不适，尤其是早晚温差大，容易引发感冒。

人群聚集：假期出游、聚会，人与人之间的接触增加，疾病传播的风险也随之增加，感染呼吸道传染病的风险也增加。

饮食问题：假期期间可能饮食不规律或不卫生，包括食用不洁食物或者饮用被污染的水，导致消化系统问题，出现呕吐、腹泻等症状。

规律的生活作息被打乱：假期外出旅游、探亲访友，身体容易疲劳，导致免疫力下降，也可能导致身体不适。

针对以上症状，有以下几点建议。首先，注意休息，保证充足的睡眠，帮助身体恢复。其次，多喝水，清淡饮食。再次，对症治疗，缓解症状。最后，做好症状监测，如果症状加重或者症状持续时间长，建议及时就医。如果诊断为流感、诺如病毒肠炎等呼吸道或者肠道传染病，要尽量避免前往人群聚集的场所，减少交叉感染。

2.

秋、冬季呼吸道传染病的传染源有哪些？不同呼吸道传染病的潜伏期有何不同？“一老一小”又该如何科学应对？

秋、冬季是呼吸道传染病的高发季节，患者和部分无症状感染者是呼吸道传染病的传染源，引起呼吸道传染病的致病菌包括病毒、细菌、衣原体和支原体等。病毒主要包括流感病毒、呼吸道合胞病毒和腺病毒等，细菌如肺炎球菌、引起百日咳的鲍特菌、引发猩红热的A族乙型溶血性链球菌和引发流行性脑脊髓膜炎的脑膜炎球菌等，以及肺炎支原体和肺炎衣原体等。

引起不同呼吸道传染病的致病菌不同，潜伏期也不同，也就是从接触致病菌到发病的时间间隔不同。比如流感的潜伏期一般是1~4天，以2天多见，百日咳是7~10天。并非每个接触呼吸道传染病致病菌的人都会发病，这取决于感染致病菌的种类、传染力的大小、个人的免疫状态和健康状态，以及暴露程度和防护程度等。

婴幼儿和老年人是呼吸道传染病防控的重点人群。在保持良好的个人卫生和健康生活方式的基础上，还要加强以下几个方面的措施。

一是针对疫苗可预防的呼吸道传染病，要按照免疫程序及时接种疫苗。

二是在呼吸道传染病高发季节，建议老年人和婴幼儿尽量避免前往环境密闭、人员密集的场所，如果确实需要前往，要科学佩戴口罩，降低感染的风险。

三是加强对老年人和婴幼儿的日常监测，如果出现了发热、咳嗽等症状，要视情况及时就医，遵医嘱科学、安全用药。在就医过程中，患者及陪同人员都应该做好防护，避免交叉感染。

四是如果家庭成员患呼吸道传染病，要尽量避免近距离地接触家庭内的其他成员，尤其是避免接触老年人和儿童；同时，患者也要尽量避免接触其他人。

3.

为什么秋、冬季呼吸道疾病会高发？有哪些常见的呼吸道疾病？哪些人群需要特别注意？

因为秋、冬季节天气逐渐变得寒冷，而且昼夜温差比较大，降水量也会减少，所以在进入秋、冬季以后，呼吸道疾病频发，特别是过去有慢性呼吸道疾病的人，有的会复发。在这个季节，因为天气变得干燥，体内缺少水分，所以人体内环境改变，抵抗力下降。

人们每时每刻都在呼吸空气，呼吸道是外界环境进入人体的第一个防御通道。由于天气干燥、水分缺失，呼吸系统的纤毛摆动变弱，对外界病原微生物的抵抗力变差了，因此在这个季节容易得病。冷空气还会使血管收缩，在整个天气变冷的过程中，由于有病原微生物侵袭、机体防御能力下降、血管收缩增强，因此在这个时期我们要注意预防呼吸道疾病。

常见的秋、冬季节呼吸道疾病包括流感、急性上呼吸道感染、肺炎等。

秋末还不太冷的时候，过敏性疾病相对较多，比如花粉过敏、过敏性鼻炎、过敏性哮喘，这些疾病也会在初秋出现。还有一些其他慢性呼吸道疾病，如慢性阻塞性肺疾病、慢性支气管炎、支气管扩张等，这些慢性呼吸道疾病在寒冷的季节也会加重，患这些慢性疾病的人进入秋、冬季应该注意。

4.

“贴秋膘”的时候，超重人群应该怎么做？

俗话说，“秋膘是金，秋膘冬肥”。“秋膘”既有文化内涵，也有生理现象。古代因为冬天食物会减少，所以在秋天需要赶紧“贴秋膘”，但这是古代食物匮乏的时候采用的进补方法。现在，特别是超重人群，在这个时候如果“贴秋膘”，前期的努力可能就白费了。

超重人群在这个时候仍然要很好地控制饮食，保持健康的生活方式，具体建议如下。

一是吃得不要太油腻，尽可能吃得清淡，可以喝点儿普洱茶、红茶之类的，多吃蔬菜、水果。

二是适当运动，把体内多余的脂肪消耗掉，人们常说，“腰带少一寸,健康多一分”。

三是用非药物疗法,如刮痧、拔火罐等。在秋、冬季代谢减慢的情况下,可以用非药物疗法促进新陈代谢。超重人群不要在这个时候去“抢秋膘”,而是要继续减肥。

5.

从中医角度如何理解“秋燥”? 应该如何养生以预防秋燥?

“秋燥”是因为到了秋天之后,气温下降,空气变得非常干燥。中医古籍《黄帝内经》有云:“燥胜则干”,所以秋天我们经常出现皮肤发干,眼睛发涩,口干、咽干等症状,过敏性鼻炎患者也会增多。这时候就需要养阴和润燥。怎么养阴呢?有以下两点建议。

多喝水: 及时补充水分,这是基本原则。

食疗: 清代温病学家吴鞠通创制了可以用于缓解“秋燥”的五汁饮,这原本是治疗温病后期伤阴的方子。此方在家做起来比较方便,将梨、莲藕、荸荠、鲜芦根和鲜麦冬放在一起榨汁后直接饮用,也可以加一点儿蜂蜜、黄糖等调味。另外,还可以水煮放凉之后饮用,能够起到养阴、润肺、润燥的作用。使用上述食材中的一两种也可以,其他可以用椰汁、鲜牛奶、鲜石斛、鲜百合、鲜银耳等具有养阴润燥功效的食物代替。

6.

什么是高血压？高血压的成因及危险因素有哪些？高血压会遗传吗？高血压可以治愈吗？

高血压是指以血压增高为主的全身性疾病，目前对于高血压的诊断，是以在不服用抗高血压药的情况下，不同日的三次诊室血压 ≥ 140/90 毫米汞柱，即可诊断为高血压。如果高血压患者目前正在服用抗高血压药，血压水平即使没有达到上述数值，不能认为高血压已治愈。

高血压的诊断还要从三个方面进行评估。第一，血压的水平，这用于高血压的分级；第二，高血压的病因，是原发性的还是继发性的；第三，高血压有没有合并靶器官损伤，以及临床并发症和合并症，这用于高血压的分期。高血压患者要注意以下危险因素。

饮食：高钠低钾及高胆固醇、高脂饮食，维生素 C 缺乏。

体重：超重、肥胖及缺少运动也是高血压的危险因素。

年龄：高血压是随着年龄增长患病率不断增加的一类疾病。

心理：长期紧张、焦虑，心理压力过大，也会导致高血压。

遗传：有高血压家族史的人，患高血压的风险会增加。遗传因素和环境因素是相互影响、相互作用的，共同影响高血压的发生。

其他：大气污染、身处高海拔地区，使用一些抗肿瘤药物，均会引起血压增高。

得了高血压如何治疗？主要还是依据血压水平，进行心血管危险分层来给予综合治疗。如果收缩压≥160毫米汞柱，舒张压≥100毫米汞柱，这时要立刻开启降压治疗。如果收缩压在140~159毫米汞柱，舒张压在90~99毫米汞柱，要进行心血管危险因素评估。如果在中危以上，也需要尽快开启降压治疗；如果在低危，可以先进行生活方式调整，同时密切监测血压变化。生活方式调整时间一般是1~3个月，如果在调整期间血压仍然不达标，还是要尽快启用降压治疗。

收缩压在130~139毫米汞柱，舒张压在85~89毫米汞柱，属于正常高值，这部分患者也需要进行心血管危险因素评估。如果是高危或者很高危，也需要及早启用降压治疗。所以，高血压的治疗，总体来说就是早发现、早治疗，同时也要坚持长期治疗，不能自行停药，长期治疗也是长期获益。

高血压不仅仅是血压高本身带来的危害，更多的是会引起心脑血管及肾脏等靶器官损害，增加心血管疾病风险。以导致心脏改变为例，长期的高血压会导致心室肥厚，以及心脏舒张和收缩功能下降，进而导致心力衰竭。我国60%的心力衰竭患者合并有高血压。对于高血压的危害，在治疗高血压的过程中，我们不仅要关注血压本身，也要关注整体的靶器官受损情况，尽量降低心血管疾病风险。

7.

有些人血压高但没有任何症状表现，这种情况是否需要服药？血压降下来后能不能减药或停药？长期服用抗高血压药有不良反应吗？

高血压常常被称为“无声的杀手”，因为高血压在早期没有明显症状，随着血压长期升高，靶器官会出现损伤，心血管疾病风险增加。对于高血压，我们还是要坚持规范的药物治疗。目前，药物治疗也是根据高血压的分级、分型和分期，在医生的指导下正规地进行高血压适合药物种类和适合剂量的治疗。在治疗过程中需要注意以下几点。

一是要坚持治疗，不能自行减药或停药，因为高血压治疗本身不仅要把血压控制在达标范围之内，还要预防并发症及合并症。

二是减少靶器官损伤，降低心血管疾病风险。

三是要遵医嘱用药。长期服用抗高血压药会有一定的不良反应，但这是非常微小的，同时也是可控的。医生会根据患者的整体情况为患者选择适合的抗高血压药物种类和剂量，药物的不良反应与高血压本身带来的损害相比就很小了。所以，我们在整个治疗过程中，一定要按照医嘱规律、长期地服用。

除了继发性高血压是可以治愈的，绝大多数高血压都是需要终身服药的。这类高血压患者在整个血压管理过程中一定要定期监测血压，包括诊室血压、家庭自测血压。同时也要定期规律就诊，由医生来进行综合评估，及时调整适合的药物剂量和种类。

另外，对于高血压患者，除了强调药物治疗，也特别强调健康的生活方式，因为健康的生活方式有助于血压的控制。

首先，饮食方面，建议低盐，每天的食盐摄入量要小于5克，钠小于2克。减少高胆固醇、高脂饮食，一定要戒烟限酒。建议适当增加优质蛋白和膳食纤维，以及新鲜的水果、蔬菜和豆类。

其次，对于高血压和心血管疾病患者，也特别建议规律地运动，主要进行有氧运动为主、抗阻运动为辅的混合训练。在秋、冬季节，尤其是冬天即将来临之际，高血压和心血管疾病患者在户外运动的时候，要注意防寒，因为过度的寒冷加上高强度运动，会增加心血管系统的负担。

最后，可以增加一些认知行为疗法，比如正念、瑜伽、深度呼吸等，以减轻精神压力，对于血压的降低也是有帮助的。同时保证优质睡眠，积极地改善睡眠障碍性疾病。

8.

流感和支原体肺炎应该如何区分？哪些人在感染之后更容易加重为重症肺炎？应该如何防治？

冬季来临，流感发病率增多，呼吸道疾病整体发病率也在增加。从致病菌和症状上来讲，流感和支原体肺炎是不同的，流感主要是由流感病毒引起的，一部分会加重导致肺炎，表现为发热（多数是高热），同时伴有咽痛、干咳，如果合并细菌感染或导致肺炎以后也会有痰。有时候大家可能有体会，得了流感会发热，浑身酸痛、不舒服。

那么哪些人容易得流感呢？谁都可以得，青壮年也好，老年人也好，体弱的人也好，人群普遍易感，和年龄没有明显关系，可以服用抗流感病毒的药物，目前也有一些比较有效的药物。

支原体肺炎一般是由肺炎支原体引起的，成人和儿童都会得病，但是儿童较多见。支原体肺炎往往症状相对轻一些，也会有发热、干咳表现，但症状不明显，有的甚至没有明显加重的时候，所以它和流感在症状上是不一样的。在临床中，儿童发病相对成人更多见，支原体肺炎的治疗往往要用抗生素，也就是抗细菌的药物。肺炎支原体是一种特殊的不同于常见细菌的病原体，我们把它叫作非典型病原体，在临床上的治疗和流感不一样。

流感和支原体感染，都属于自限性疾病，也就是说，没有明显的基础疾病，青壮年往往很容易好转，也不会产生严重后果。流感的病程往往是 7~10 天，支原体感染的病程是 10~14 天。流感的高危人群往往是老年人、儿童，特别是一些有基础疾病的人，比如有慢性呼吸道疾病者，有自身免疫性疾病者，接受化学治疗的患者，以及有其他基础疾病者，往往在流感季节比其他人容易得流感。

有时候流感的呼吸道症状比较明显，如以咳嗽、咳痰为主。但如果发现体温升高，咳痰增多，这时候要注意，可能已经成为肺炎或者合并细菌感染。对于老年人，特别是有基础疾病的人群，一旦出现了流感相关症状，应该及时到医院就诊，让医生诊断，是普通感冒，或以上呼吸道症状为主要表现的流感，或已经发展到以下呼吸道症状为主要表现的肺炎。以下几点应该特别注意。

一是免疫功能低下的人可能患有免疫抑制性疾病，或者长期使用免疫抑制剂，这些人比其他人更容易得流感，应该特别注意。

二是女性如果在妊娠期患流感相关的肺炎，早产或者胎儿死亡的风险会增加。

三是预防为先，流感疫苗是非常成熟的，符合适应证的人群应该及时接种流感疫苗。

支原体肺炎近几年也被大家所熟悉，往往多发于学龄前儿童和青少年，成人也有，近几年发病率也在升高，主要症状包括持续干咳、发热、乏力、胸痛等，一旦出现这些症状，要及时到医院就诊，特别是 2 岁以下的儿童。还有一些伴有慢性疾病的患者，如慢性呼吸道疾病或者其他心脑血管疾病，还有免疫功能低下、心力衰竭、慢性阻塞性肺疾病等，这类患者更应该及早就医。目前还没有针对支原体的疫苗，所以大家在公共场合要遵守呼吸道礼仪，科学佩戴口罩，注意手卫生，同时保持居室通风和个人良好的卫生习惯。

9.

寒露节气有“寒露脚不露”的说法，为什么这个节气不能露脚？露脚容易引发哪些疾病？

“寒露脚不露”就是寒凉已经显露、足部要注意保暖的意思。“寒露脚不露”要提醒以下三类人群重点关注：一是体质偏寒，平时怕冷且容易感冒的人群；二是经常痛经的女性，痛经时有肚子凉、腰凉的症状，要特别注意足部保暖；三是老年人，老年人本身阳气就不足，特别容易感寒，而感寒最容易从脚开始，所以一定要保护好脚。这也解释了为什么有些“候鸟老人”一到冬天就喜欢到南方生活。

另外，中医有很多御寒的方法，比如“胃寒”的人，吃点儿生冷的食物胃就不舒服，这类人平时可以多食用“炮姜”。还有全身都比较怕冷的人，可以在家艾灸关元、气海、足三里等穴位，或用暖水袋外敷，比如晚上睡觉之前用暖水袋焐肚子、腰、腿。另外，还可以用麻黄、桂枝、透骨草、生姜这类温经散寒的中药，煎煮之后泡脚或者泡澡。

10.

为什么要在秋、冬季节接种流感疫苗？流感疫苗能同时预防甲型流感和乙型流感吗？

每年的 10 月到第二年的 3 月是流感等呼吸道传染病的高发时间段，而预防流感最有效、最经济的方式是接种疫苗。通过接种流感疫苗可以有效降低感染、发病和重症发生的风险，通常接种流感疫苗 2~4 周以后抗体可达到保护性水平。我国各地每年流感高峰时间和持续时间都不同，建议接种者最好在流感流行季来临前完成免疫接种。如果在流感流行季来临前未能完成接种，在整个流行季也可以接种。

流感主要是由甲型流感病毒的不同亚型和乙型流感病毒的不同谱系在全球交替流行引起的。流感疫苗的具体组成成分每年都会根据全球流感监测数据及世界卫生组织的推荐进行调整，以确保对当年预计流行的流感病毒株有良好的防护效果。因此，接种当年的流感疫苗可以预防甲型流感和乙型流感。

6 月龄以上没有禁忌证的人群都应该接种流感疫苗，尤其是老年人、婴幼儿、慢性基础疾病患者。在进入流感流行季节前，这几类重点防控人群要尽早接种流感疫苗。

最后还要强调一下，不管是否接种流感疫苗，如果出现了流感症状，建议加强个人防护，尽量不要去人群密集的场所，必要时居家休息，不带病上班、上学。

11.

慢性呼吸道疾病的老年患者应该如何预防疾病复发或加重？

秋、冬季节或者季节变化的时候，一些有基础疾病的老年人，比如慢性支气管炎、慢性阻塞性肺疾病、支气管扩张等病患者，病情容易加重或者复发。同时，这个季节因为天气寒冷，还容易发生感染，感染反过来又让他们的慢性呼吸道疾病加重，两者相互影响。因此，提醒有慢性呼吸道疾病或者其他基础疾病的老年人，在秋、冬季节或者季节变化的时候要注意以下几点。

一是要保持适宜的室内空气湿度及良好的空气质量，一般湿度保持在 50%~60% 比较合适，尽量避免温差太大和反复的寒冷空气刺激。

二是减少危险因素的暴露，比如出门要科学佩戴口罩，少到空气质量不好、密闭、人多的地方，如医院、商场等。建议有基础疾病的吸烟患者尽早戒烟，有利于减少慢性疾病的发作和加重。

三是做好疫苗接种，按要求接种流感疫苗、肺炎球菌疫苗等，有助于避免在秋、冬季患流感等相关疾病而导致原有的慢性疾病加重。

四是坚持长期规范的药物治疗，很多慢性呼吸道疾病需要长期用药，切记不可擅自停药。哮喘、慢性阻塞性肺疾病患者，都是要长期用药。

五是自我监测，比如与平时相比咳嗽是否加重，喘憋是否加重。如果自己感知到咳嗽加重了、喘加重了、爬楼梯也费劲了，这时候可能要及时到医院就诊。疾病加重有几个原因，一是没有坚持规律用药；二是在秋、冬季，在慢性疾病的基础上出现了下呼吸道感染，从而诱发这些慢性疾病的加重。所以，要注意自我监测，这是非常重要的。

建议一旦出现痰量增加、痰性状改变、咳嗽频次增加等情况，及时到医院就诊，进行相关检查。

12.

糖尿病老年患者在秋、冬季节应该如何做好养生保健？

糖尿病发展到一定阶段容易出现“三多一少”症状，即多饮、多食、多尿和消瘦。糖尿病的中医病机为“阴虚为本，燥热为标”，赶上“秋燥”症状容易加重。所以，关键是要控制好血糖，血糖高的时候人体就会“燥”。老百姓称糖尿病为“甜病”，是指血液里面的糖分多，尿里面糖分也多，是甜的。针对这个“甜病”，中医提倡“苦酸治甜”，就是多吃一些苦味、酸味的食物，尤其苦是甜的天然对立。苦的食物如苦瓜、野菜、苦丁茶、苦咖啡，以及中药如黄连、苦参、黄芩等，都有降糖作用。另外，建议多吃酸的食物，酸性食物有收敛的作用，比如山楂、乌梅、酸枣仁等，可以敛气、敛阴、敛汗。有些糖尿病患者尿多、汗多、睡不好，可以用“敛”的方法。

此外，可以采用一些非药物疗法，比如穴位按摩，鱼际穴就是一个很好的穴位，经常揉一揉，可以养阴、清肺、润燥。另外，用桑叶泡茶，可以清热、降糖。

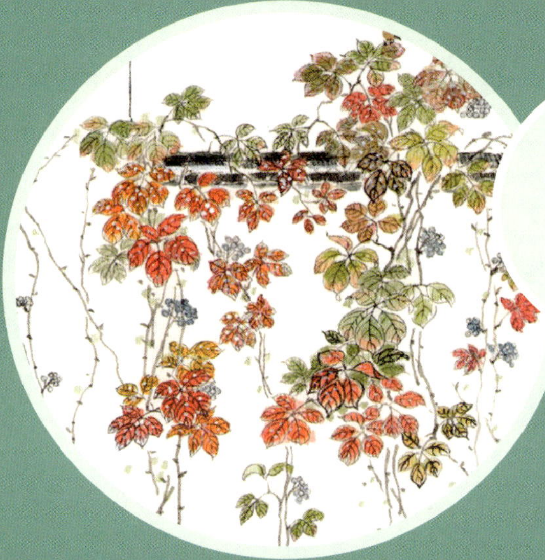

霜降

“秋风萧瑟天气凉，草木摇落露为霜”。霜降是秋、冬季节的转折点，也是阳气由收到藏的过渡。霜降虽时至深秋，但“秋燥”并未完全消退，养生仍需润肺养阴。秋、冬季也是呼吸道传染病的高发季节，应当注意个人卫生，勤洗手，及时接种流感疫苗等，尽量避免去人群密集的场所，科学佩戴口罩，降低病毒传播的风险。同时要注意防寒保暖，加强体育锻炼，增强体质。

1.

霜降以后儿童支气管肺炎的发病率会不会上升？家长该如何有效识别和预防孩子患支气管肺炎？

秋、冬季节是儿童呼吸道传染病的高发季节，支气管肺炎的发病率也会上升。支气管肺炎是儿童时期常见的肺炎类型之一，在寒冷的季节容易高发，并且多见于低龄儿童，尤其是 3 岁以下的孩子。如果孩子得了支气管肺炎，症状一般是轻重不一的，常见以下三种症状。

一是多数情况下孩子会发热。

二是频繁咳嗽。一般情况下，病初的时候主要是干咳，后期可能会有痰，孩子还会出现呼吸急促，严重时可能会出现精神差、口周发绀、喘憋、呼吸费力等情况。呼吸费力常常可以表现为孩子呼吸的时候出现点头样呼吸、鼻扇和“三凹征”。

三是部分孩子也可以伴有腹泻等消化道症状。

家长需要注意的是，如果是婴儿，尤其是 3 个月以内的小婴儿，罹患支气管肺炎的症状比较不典型，可能没有发热，或者仅低热，而且经常没有明显的咳嗽，只是表现为呼吸急促、呼吸费力，还可能会有嗜睡、烦躁、吃奶费力、吐奶、呛奶、吐沫的表现，有的孩子还会有吃奶减少、拒奶的表现。孩子一旦发生支气管肺炎，家长应该怎么做呢？

首先，及时带孩子去就医，尤其是早产儿和有基础疾病的孩子，因为这些孩子容易发展为重症。到了医院以后医生可能会给孩子做肺部影像学检查,有些孩子还需要住院治疗。

其次,若居家护理,建议家长一定要遵从医嘱给孩子服药,不要随意停药或者随意增减药物剂量。此外,还需要合理给孩子用一些退热药。

再次,需要特别注意的是,一般不建议给孩子吃镇咳药物,但是如果孩子咳嗽非常频繁,影响日常生活,可在医生的指导下使用部分镇咳药物。另外,还可以通过给孩子做雾化、拍背,帮助孩子排出痰液。

最后,注意合理膳食,均衡营养,锻炼身体,保证正常的作息。

2.

为什么说“补冬不如补霜降”,这个时节如何进补?

霜降,是秋季的最后一个节气。这个时节,不仅有秋燥,还有寒凉,这时候就要注重温阳润燥。

一是早睡早起,避免晚睡耗伤阴血、阳气,出现上火、头汗出、盗汗等问题。

二是天气转凉,注意保暖,在穿衣方面尤其要关注天气的变化,实时关注进行衣物的增减。

三是饮食上要注意避免食用寒凉的食物,推荐以下温阳润燥的食物,如山药、莲子、红薯。推荐用梨、萝卜、陈皮和生姜煮水,既可以保持萝卜和梨的润肺作用,又通过加陈皮和生姜达到温润和胃的效果,同时煮水也可以减少寒凉。

饮食上还可以选择蒸鸡汤，如党参山药乌鸡汤，既补肺，又补气，这样肺气补了，正气也就足了。霜降后要注意调理脾胃，为冬天做储备，所以说，“补冬不如补霜降”。

3.

霜降时节中医在预防感冒和呼吸道疾病方面有哪些好方法?

霜降时节，秋燥加了寒凉，中医经典中记载:“形寒寒饮则伤肺”，也就是说外界的寒凉，如果加上饮食过度生冷，就容易伤肺脏。中医认为，“肺主皮毛”，外界的寒凉会伤了肺主的皮毛。另外，肺经起于中焦，所以饮食过度生冷也会伤肺。这个时节我们既要保暖，同时还要避免饮食生冷，以防伤肺而出现鼻塞、流涕、咳嗽等肺气上逆的表现。所以，在日常生活中，推荐一些非常容易取到的穴位进行按压，比如太渊穴、列缺穴及迎香穴。

太渊穴: 是肺经的穴位，在腕掌横纹桡侧凹陷处，按此穴会有酸胀的感觉。每次按揉数分钟，当有酸胀温暖的感觉时即可。

列缺穴: 如果出现了肺气虚咳嗽等问题，除了太渊穴，还可以选择列缺穴配合治疗。列缺穴取穴也很简单，两个虎口相对，示指指尖的位置有一个凹陷点，即为列缺穴。按压此穴会有酸胀感，经常按揉该穴也能起到一定的补肺气和防止感冒的作用。

迎香穴: 感受寒邪之后，容易出现鼻塞、流涕等症状，这里也给大家推荐一个穴位，叫作迎香穴。迎香穴在平常做脸部按摩时经常会被用到，此穴在鼻翼外缘中点旁，当鼻唇沟中。按压这个穴位时会有一点儿凹陷，同时又有酸胀的感觉。用双手示指或拇指按揉该穴，可以改善鼻塞、流清涕等症状。

4.

秋、冬季节哪些人对诺如病毒易感？如何防治？

诺如病毒感染是一种自限性疾病，感染病毒以后，通常以腹泻、腹痛、呕吐、恶心等症状为主。一般来说，普通人群感染诺如病毒后病情比较轻，2~3 天后就会好转，但是老年人和孩子这类体质比较弱的人群容易出现比较重的症状。

诺如病毒传播途径为粪 - 口途径；传播方式多样，包括经诺如病毒污染的食物或水传播，直接接触吐泻物，间接接触被污染的环境、物体表面以及摄入含诺如病毒的气溶胶等。个人与家庭在日常生活中预防诺如病毒感染需要注意以下几点。

一是保持良好的手卫生，饭前、便后、加工食物前应当用肥皂和流水正确规范洗手。

二是注意个人饮食卫生，喝洁净的水、吃熟食，蔬菜、瓜果彻底洗净，不吃生的或者半生的食物，特别是贝类等水产品要煮熟煮透。

三是如果患病，要居家休息，至少休息到症状完全消失后 3 天。在这期间尽量不要与其他家庭成员近距离接触，特别是不要与老年人和幼儿接触。

四是做好居家环境的清洁消毒，定期开窗通风。如果家庭成员中有人出现了呕吐或者腹泻，要用含氯消毒剂对被呕吐物或者粪便污染的环境进行规范消毒。

五是保持健康的生活方式，做到规律作息、合理膳食、适量运动，增强机体对病毒的抵抗力。

学校和幼儿园等人员密集场所要做好日常规范消毒和通风，并加强对人员的健康监测。要确保感染人员不带病上班、上岗或上学。

5.

为什么要“三减”（减盐、减油、减糖）？如何做到“三减”？

现在很多研究证明，高盐可以导致高血压，并且使钙流失、骨质疏松的风险增加。高油可能会增加血脂异常的风险，还可能增加动脉粥样硬化、冠心病的风险。高糖会造成超重、肥胖，还会对很多人的食欲产生影响，导致饮食不均衡，甚至可以导致儿童营养不良。要做到“三减”，应该关注以下几点。

减盐：对于健康成年人，推荐每天食盐摄入量不超过 5 克。为了达到这个目标，做饭的时候，尽量少放盐，最好用盐勺衡量放盐的量，同时减少高钠食品的摄入，酱油、咸菜、加工肉等都属于高钠食品。要学会在购买食物时阅读食物营养标签，尽量选择低钠的食物。

减油：健康成年人每天烹调用油的量，一般主张不超过 25 克，这 25 克就相当于白瓷汤勺两勺半的烹调油量。要注意经常变换食用油的种类，同时避免油煎、油炸等烹调方法。学会使用带刻度的控油壶，这是一个非常好的控油的办法，可以做到定量用油。减少食用动物油，尤其不要把动物油作为烹调用油。如果必须吃外卖或者在外面就餐，尽量选择低油的菜，或者事先声明少放油。

减糖：健康成年人每天添加糖的摄入量一般不超过 50 克，最好控制在 25 克以下。尽量不喝或者少喝含糖的饮料，在烹调过程中不放或者少放糖，另外减少甜食，特别是冰激凌、巧克力、蜜饯、糖果，尽量少吃。

6.

有慢性病的老年人在治疗和生活方式的调整方面需要注意什么？

每天抽出一定的时间参加体育锻炼，如慢跑、健步走、骑行等，更重要的是调整饮食结构，尽量不吃或少吃油腻、辛辣、高糖、高脂的食物，坚持以清淡为主，并且戒烟限酒。

运动方面：参加健康养生锻炼，除了慢跑、健步走、骑行等，老年人还可以练习八段锦、太极拳、太极剑、太极刀、太极扇，以及站桩和游泳等。

饮食方面：注意粗、细粮搭配，不挑食，不偏食，多吃水果、蔬菜，尤其是在生活中注意戒烟限酒。

心理方面：应该多培养一些兴趣爱好，增加生活的乐趣，调整心理状态。尤其是年龄大了，更应该多找点儿乐趣，这些对老年人的健康都有很大的帮助。

7.

什么是手足口病？传播途径及症状有哪些？应该怎么预防？

在我国，手足口病的高发季节是每年的春夏之交，但是在冬季也会有不少手足口病发生。

传播途径：手足口病是由肠道病毒感染导致的一种儿童常见的传染病，5 岁以下的孩子多发，主要的传播方式是密切接触和飞沫传播。尤其密切接触，是手足口病传染的一个非常重要的途径，可以通过接触被病毒污染的手、毛巾、手绢、玩具、餐具、床上用品及内衣、杯子等进行传播。另外，如果我们饮用或者食用了被病毒污染的水、食品，也可能会感染。

症状表现：多数手足口病都是普通型，最常见症状为发热，口腔疱疹和手、足、臀部皮疹，同时会伴有咳嗽、流鼻涕、食欲不振等症状。皮疹通常表现为红色的小丘疹，或者丘疱疹，或者小疱疹，多数情况下这种皮疹出现以后，孩子没有痛感和痒感，但是部分孩子的皮疹会呈大疱样改变，并且有明显的痛感和痒感，皮疹不只局限于手、足、口等部位。有一部分孩子可能还会在发病后 2~4 周出现指甲脱落，新的指甲一般在过后 1~2 个月长出来。绝大多数手足口病预后是比较好的，大概 1 周就会痊愈，但有一部分孩子可能会发展成为重症或者危重症。

预防措施：预防手足口病的关键是注意个人卫生，尤其是手卫生，要让孩子养成勤洗手的习惯。另外，一定要避免接触手足口病患者。在手足口病流行期间，不要带孩子去人员密集、空气不流通的场所，一定要注意饮食卫生和餐具的消毒。孩子常用的玩具和物品，一定要定期清洁消毒。适龄儿童接种疫苗有利于防止重症手足口病的发生。

8.

不同种类的奶制品在营养成分上有什么差异？应该怎么选择适合自己的牛奶？

现在市面上奶制品的种类非常丰富。

从来源上看，常见的奶制品有牛奶、羊奶、马奶、驼奶等，目前牛奶的消费量最大，其他奶制品相对市场份额比较小，但也是我们重要的奶源，具有非常鲜明的地域特征和民族特色。不同奶制品的营养价值略有不同，但差异并不大，都是优质蛋白和钙的良好来源，所以，可以根据地域特点进行多元化选择。

从形态上看，可以分为液态奶、酸奶、奶酪、奶粉等，虽然风味不同，但是营养成分差异并不是很大。所以，我们主张多尝试，这样可以增加食物的丰富度。当然对于运输不便的地区，可以选择奶粉、奶酪等。

从营养成分上看,可以分为全脂奶、低脂奶、脱脂奶。对于肥胖、超重或者血脂异常的人群,可以选择脱脂奶或低脂奶。对于乳糖不耐受的人群,可以选择低乳糖或无乳糖奶,或者酸奶、奶酪等发酵类型的奶制品。

9.

能不能空腹喝牛奶?牛奶是不是喝得越多越好?牛奶与其他食物又该如何科学搭配?

应该根据具体情况具体分析。如果没有乳糖不耐受,平时空腹喝牛奶也没有胃肠不适等不舒服的表现,可以空腹喝牛奶,不存在空腹喝牛奶会导致营养流失或者吸收不良的情况。但是对于有乳糖不耐受或者胃肠道比较敏感的人,空腹喝牛奶的时候,由于胃里没有其他食物对牛奶进行混合稀释,因此有可能增加腹胀、腹泻等不适感。还有一些人喝比较凉的牛奶时也会产生不适感。对于这些情况,我们建议先吃点儿面包、饼干,然后再喝牛奶,或者把牛奶放到一餐的最后食用,这样可以大大改善喝牛奶后胃肠的不适感。

适量喝牛奶对身体是有益的,但不是越多越好。按照《中国居民膳食指南(2022 版)》的建议,每天饮用 300~500 毫升液态奶或者等量的奶制品为宜。如果喝的量太多,有些人甚至把牛奶当水喝,通过牛奶摄入了超量的蛋白质,反而容易造成尿中钙的流失,对钙的补充是不利的。另外,过量喝牛奶还可能造成能量摄入超标，对健康也是不利的。所以，我们建议适量饮用牛奶。

牛奶可搭配食物的种类很丰富，可以根据个人的口味和喜好选择。一般来说，牛奶可以和面包、馒头、饼干等主食搭配，也有些人喜欢将牛奶和坚果、水果搭配，可以根据个人的情况，增加牛奶搭配食物的丰富度。对于2~17岁的儿童青少年，要从小就培养科学饮奶的习惯，应该做到每天都饮用奶制品。早餐可以饮用250毫升左右牛奶，再吃1~2片奶酪，在课间再饮用120~150毫升酸奶，这样的组合比较适宜，而且可以达到建议的饮奶量。

10.

霜降时节接种疫苗还来得及吗？接种前后有哪些注意事项？

霜降时节接种疫苗还来得及，秋、冬季是呼吸道传染病的高发季节，在整个流行期间都可以接种。接种疫苗可以有效降低发病和重症的风险，因此建议大家尽早完成流感疫苗的免疫接种。

在接种流感疫苗前，应该对自己的健康状况进行评估，确保健康状况良好，避免在发热或者急性发病期间接种疫苗。符合接种条件的个人，可以在居住地附近就近选择接种点进行预约接种；接种时尽量避免空腹，接种后在接种点要停留至少30分钟。另外，要注意当天保持接种部位的清洁和干燥。

即使接种了疫苗，在日常生活中仍然要做好个人防护。在呼吸道传染病多发的季节，去人员密集的公共场所时要做好个人防护，比如科学佩戴口罩。另外，要养成勤洗手、均衡膳食、足量饮水等良好的卫生生活习惯；要保持适量运动和充足的睡眠，以增强机体免疫力。在打喷嚏或者咳嗽时，建议大家用纸巾遮掩口鼻，如果来不及，可以用肘部衣袖进行遮掩。不要随地吐痰。生活中要做好居室通风和日常清洁消毒，在环境温度许可时，尽量保证居室每天能够通风 2 次或 3 次，每次通风 30 分钟左右，以保持居室空气清新，减少病原体在居室的聚集。

11.

霜降时节气温骤降，此时该如何调养脾胃？如何预防脾胃相关疾病的发生？

霜降后，天气明显转凉，尤其对于有脾胃病的人，在这个时候受凉或者饮食偏凉，都会使症状加重，比如容易出现腹痛，遇冷后加重，或者腹泻，或者食欲不振。还有一些人会出现食后腹胀，即食后不消化感，尤其是脾胃阳虚的人。中医强调，在霜降时节尤其要注重调理脾胃，为冬令进补做好准备，因为冬令进补的时候很多食材都要靠脾胃来吸收。给大家一些建议，这个时节要避免吃生冷的食物，尤其是凉拌菜，脾胃阳虚的人更要注意。在日常烹饪的时候，可以适当加一些香叶、紫苏、生姜、丁香、肉豆蔻等调味品，既可去腥增香，又可助消化、行气消胀。

推荐食用山药、南瓜，这些食物既可以蒸食、煮食，也可以煮粥。山药和南瓜都有养脾胃的作用，尤其是山药，它可以入肺经、脾经、肾经，既可以补肺养胃，又可以补肾。建议大家，尤其是脾胃虚弱之人，在进食的时候注意：要烹煮熟烂，有助于消化吸收；要细嚼慢咽。中医认为，这两点分别属于火化和口化，“二化得力，不劳于胃”。如果烹饪和咀嚼到位，对脾胃虚弱的人就有一定的帮助。

张锡纯所著的《医学衷中参西录》中，就有一味薯蓣饮，即用山药煮水改善脾胃虚弱之人的慢性腹泻症状，尤其是天气骤凉或者饮食生冷以后症状加重的情况下，效果较好。

除了饮食，还推荐大家练习八段锦。八段锦中有一个动作叫作“调理脾胃须单举”，就是两只手交叉向上、向下，做到位的时候，两只手会交叉在中脘穴，也会牵拉脾胃经，对调理脾胃有一定帮助。

还推荐两个穴位，尤其是在做完“调理脾胃须单举”这个动作之后，双手搓热，按揉穴位，中医叫作热熨穴位。

中脘穴：取穴很简单，我们摸到胸骨，胸骨下缘有一个剑突，剑突和肚脐连线的中点就是中脘穴。

关元穴：先找到肚脐，脐下四横指就是关元穴。

做完八段锦、太极拳或易筋经之后，将双手搓热，热熨中脘穴或关元穴，可以起到事半功倍的效果。

此外，还有一些方法，如艾灸关元穴、中脘穴、足三里穴等。足三里穴在外膝眼（犊鼻）下三寸（四横指）的位置，艾灸足三里穴具有保健强壮的作用，可以防止寒冷对脾胃的侵袭。

12.

增豆添奶的好处有哪些？如何在日常饮食中科学增加豆、奶的摄入？

大豆及其制品的营养价值是相当高的，含有非常丰富的蛋白质，而且这些蛋白质都属于优质蛋白。同时，还含有非常丰富的不饱和脂肪酸、微量营养素（如钙、钾）、维生素E，以及大豆异黄酮、植物甾醇等对健康有益的植物化合物。所以，我们说大豆及其制品的营养成分非常完整，也非常立体。经常吃大豆，对不同人群可以产生很多的健康益处，比如对儿童青少年的生长发育是有帮助的；对于成年人，可以在一定程度上降低心血管疾病、乳腺癌等的发病风险；对于老年人，因为豆腐等豆制品摄入的口感较好，咀嚼吞咽相对容易，所以是一个非常好的优质蛋白补充的来源，且对延缓老年人肌肉减少，改善老年人的肌肉状况是有帮助的。

对于健康成年人，每天的大豆及其制品的推荐摄入量为15~25克，可以根据个人喜好选择不同的类型，如豆浆、豆腐、豆腐丝、豆腐干、腐竹等，并且建议将豆制品融入一日三餐，这样对补充蛋白质是有帮助的。对于全素食人群，我们建议摄入量提高到每天50~80克；对于蛋奶素食人群，我们建议每天摄入量为25~60克。

奶及奶制品，同样含有非常丰富的优质蛋白，而且是非常重要的钙的来源，还可以为我们提供维生素B_2、铁、锌等维生素及微量元素。建议成年人每天摄入300~500毫升的液态奶或者等量的奶制品。可以选择不同类型的奶或奶制品，也可以把奶或奶制品作为重要的配料用于烹调，这样可以为各类食物增添不同的口感和风味。

13.

儿童在霜降时节容易患哪些疾病？如何预防？

众所周知，霜降意味着冬季即将到来。这个季节气温低、天气干燥，所以孩子容易患呼吸道和消化道疾病，尤其是一些感染性疾病，包括流感病毒、支原体、呼吸道合胞病毒、腺病毒、轮状病毒、诺如病毒感染等，还有一部分孩子可能患过敏性疾病。家长要做好对孩子的照护，要积极预防这些疾病。

一要防寒保暖，要给孩子适时增添衣物。

二要注意饮食卫生，尤其是外出就餐的时候，要注意饮食安全。瓜果、蔬菜都要洗净，食品加工应该注意生熟分开。

三要注意合理膳食，营养均衡，荤素搭配，粗细搭配。给孩子的食物一定要做到品种丰富，保证蛋白质的摄入。尤其是天气干燥时，应该给孩子多喝水，多吃蔬菜和水果，让孩子适当运动，锻炼身体，规律作息，并且保证充足的睡眠。

四要注意家庭环境和个人卫生，注意手卫生，勤洗手，不随地吐痰，让孩子养成良好的卫生生活习惯。在呼吸道疾病流行的季节，尽量不要带孩子去人多、空气不流通的场所，家里应该定时通风。如果家里有呼吸道疾病患者，应该尽量将孩子与患者隔开，若孩子患病不要带病上学。如果孩子有过敏性疾病，要尽量让其远离过敏原，比如患有湿疹的孩子，应该注意皮肤的保湿，要注意穿纯棉的衣服，以减少湿疹的发生和不适感；有过敏性鼻炎的孩子注意合理佩戴口罩，还要避免二手烟的吸入。

五要遵医嘱用药，如果没有禁忌证，适龄儿童一定要积极接种疫苗，包括流感疫苗、肺炎球菌疫苗等。家长也可以为孩子准备适龄的、常用的药物，包括退热药、口服补液盐、抗过敏药等。

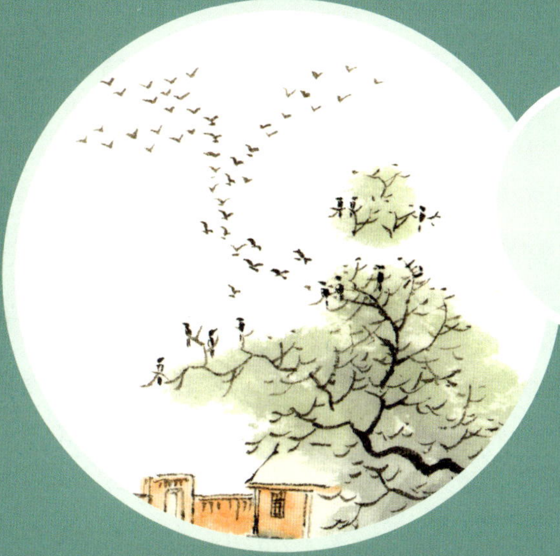

立冬

立冬表示冬季由此开始，“黄花犹带露，红叶已随风”，此时人体的阳气随着自然界的转化而潜藏于内，正是休养脏腑的好时机，要顺应规律、敛阴护阳。饮食上讲究清补，多吃温润的食物。立冬后气温下降明显，呼吸道疾病发病率上升，公众要及时接种流感疫苗等，同时要注意保暖、保持室内通风、勤洗手、保证充足睡眠。对于老年人和慢性基础性疾病患者等人群，加强疾病预防和健康保健尤为重要，到人群聚集的场所要加强个人防护，日常生活中要关注自身健康状况、遵医嘱用药、均衡营养、适量运动。

1.

立冬过后，气温逐渐降低，冬季常见的消化系统疾病有哪些，我们应该如何进行调理？

随着冬季气温的逐渐降低，寒冷的刺激确实会对人体健康产生一定影响，尤其是肠胃方面。在这个季节里，常见的消化系统症状包括胃痛、腹痛、肠鸣音亢进、大便稀溏、食欲减退、腹胀等，容易出现胃溃疡、十二指肠溃疡的复发，慢性胃炎、功能性消化不良、慢性腹泻的反复或加重。

针对这些冬季常见的消化系统症状，可以进行中医药治疗、穴位治疗以及饮食调整。

中医药治疗：中医药在治疗消化系统疾病方面具有独特优势。对于脾胃虚弱、脾胃虚寒的患者，将生姜和红枣煮水饮用，可以缓解胃脘部的不适。中医药还提供了多种适宜技术和饮食疗法，能够帮助患者恢复肠胃功能。

穴位治疗：是一种有效的调理方法。常用的穴位有神阙穴（肚脐位置），当出现怕冷、腹胀、腹痛等症状时，可以将艾条点燃后温灸该穴位15~20分钟，以温中散寒、止胀止痛。内关穴位于上臂内侧，按揉此穴可以理气止痛，缓解腹部胀满、恶心等症状。足三里穴则位于髌骨下方，是中医保健的重要穴位，经常按揉或艾灸此穴能够提高免疫力、改善消化不良的症状。

饮食调整：冬季饮食调整也至关重要。应少吃寒凉、生冷的食物，以免外寒内寒重叠，影响胃肠道功能。建议多食用温热、易消化的食物，如粥、汤等，以减轻肠胃负担。

2.

冬季流感等呼吸道疾病高发，感染流感后多久可以恢复？疫苗接种是否为预防流感最有效的方式？对老年人、儿童有哪些防护建议？

冬季是流感等呼吸道疾病的高发季节。感染流感后的恢复时间因个体差异而异，在没有出现并发症的情况下，流感通常具有自限性。大约在发病 3~5 天后，发热症状会得到缓解，全身症状也会逐渐好转，整个病程通常可在 7~10 天内基本痊愈。然而，一旦并发肺炎等疾病，病程可能会相对延长。

从防病和保护易感人群的角度来看，接种疫苗是预防传染病最经济有效的途径之一，对于流感也不例外。每年接种流感疫苗是预防流感发病、减少相关重症和死亡的最有效手段。因此，可以说疫苗接种是预防流感最有效的方式。

对于老年人和儿童这两类重点人群，由于他们的免疫系统相对较弱，除了保持良好的个人卫生习惯和环境清洁卫生外，还可以采取以下防护措施。

(1) 及时开展疫苗接种是关键。接种流感疫苗、肺炎球菌疫苗等，可以有效减少发病和相关重症的风险。

(2) 在呼吸道传染病高发的季节，老年人和儿童应尽量避免前往人群密集的场所。如果必须前往，建议科学佩戴口罩，以降低感染风险。

(3)加强对老年人和儿童的日常健康监测。一旦出现发热、咳嗽等相关症状,应及时就医并遵医嘱科学安全用药。同时,家庭成员出现呼吸道传染病症状时,应尽量避免近距离接触他人,尤其是避免与家中的老年人和儿童接触,以防止交叉感染。在陪同家人就诊时,也应做好自身和患者的健康防护,戴口罩以避免交叉感染。

3.

糖尿病是否会遗传?哪些人比较容易得糖尿病,肥胖人群是否更容易患该病?

糖尿病与遗传有一定的关联。许多研究表明,如果有糖尿病家族史,或者直系亲属中有糖尿病患者,那么个体罹患糖尿病的风险会明显高于无糖尿病家族史的人群。然而,糖尿病的发生并非仅由遗传因素决定,而是多种因素共同作用的结果。

除遗传因素之外,环境因素在糖尿病的发生中也扮演着至关重要的角色。其中,生活方式是最重要的环境因素之一。肥胖,特别是腹型肥胖,是糖尿病(尤其是2型糖尿病)的重要危险因素。许多研究显示,糖尿病的发生与肥胖密切相关,一旦出现肥胖,尤其是腹型肥胖,糖尿病的患病风险将增加6~20倍。随着肥胖程度的加剧,糖尿病的风险也会进一步升高。

此外,缺乏规律、合理的体育运动也是糖尿病的危险因素之一。保持身体机能处于良好状态，增加肌肉量，减少脂肪量，是预防和控制糖尿病的有效手段。因此，避免久坐，定期进行血糖筛查，对于降低糖尿病的发生风险具有重要意义。

4.

老年人、小孩以及患有慢性呼吸系统基础疾病的人群，由于免疫力低下，在寒冷的冬季更容易生病，他们应如何保护呼吸系统？如果出现了呼吸道相关症状，该如何处理？

患有慢性呼吸系统基础疾病的人群，也可以理解为有结构性肺病的人群。结构性肺病包括以慢性支气管炎反复发作为主要表现的慢性阻塞性肺疾病、支气管扩张、肺间质纤维化等。除此之外，免疫抑制的人群，如恶性肿瘤患者，接受骨髓移植、实体器官移植的患者，因需要长期服用激素免疫制剂，免疫功能低下。在寒冷的冬季，老年人、小孩以及上述人群由于免疫力低下，更容易受到病原菌的威胁，从而易患呼吸系统方面的疾病。为了保护好自己的呼吸系统并妥善处理呼吸道相关症状，他们应该采取以下措施。

保护措施。①保持室内空气流通：定期开窗通风，保持室内空气新鲜，减少细菌孳生；②避免去人多聚集的地方：减少与病原菌的接触机会，降低感染风险；③按时接种疫苗：如流感疫苗和肺炎球菌疫苗，以增强身体免疫力，预防呼吸道疾病；④注意保暖：寒冷天气下，要特别注意保暖，避免感冒等呼吸道疾病的发生；

⑤合理饮食与作息：保持均衡的饮食和规律的作息，增强身体抵抗力。

症状处理。①自行检测：一旦出现上呼吸道感染的症状，如咳嗽、咳痰、发热等，可以使用药店或正规电商平台上提供的检测试剂盒自行检测，以便及时了解自己的健康状况；②及时就医：对于有基础病的患者，一旦出现症状急性加重，如呼吸困难加重、咳嗽咳黄痰、咯血等，应立即就医，以免延误病情；③避免盲目用药：在出现呼吸道症状时，要避免盲目用药，尤其是抗生素类药物。应遵循医生或药师的建议，合理使用药物。

5.

糖尿病患者一定要长期服用降糖药物吗？是否可以通过其他生活方式的调整来控制血糖？

糖尿病患者一经确诊，通常意味着需要进行终身疾病管理。虽然部分糖尿病患者通过合理的运动和体重优化，可以在一段时间内达到临床缓解，但糖尿病仍被视为一种需要长期治疗的疾病。

关于是否必须长期服用降糖药物，这取决于患者的具体情况。对于一部分患者而言，通过饮食干预和运动治疗等生活方式的调整，便可以实现良好的血糖控制，这样可以避免或减少降糖药物的使用。然而，对于另一部分患者，尤其是那些通过饮食和运动干预无法有效控制血糖的患者，长期服用降糖药物是必要的。这是因为糖尿病包含多种代谢异常，如果不能将血糖以及伴随的血脂、血压等指标控制良好，随着病程的延长，患者容易出现多种并发症，如心血管疾病、神经病变、视网膜病变等。

在生活方式调整方面，糖尿病患者应在合理膳食基础上，保证饮食能够满足季节特点和健康的需要。同时，安排合理的运动，如有氧运动、力量训练（抗阻运动）、平衡训练和柔韧性训练等，这些都有助于改善身体代谢状态，提高胰岛素敏感性，从而有助于控制血糖。

然而，需要注意的是，过度的生活方式干预同样可能对健康造成不利影响。例如，极严格的饮食控制可能导致营养不良和身体状态下降，而过度的运动则可能增加身体负担和受伤风险。因此，在进行生活方式调整时，患者应遵循医生的建议，确保饮食和运动能够满足身体的需求，同时避免过度干预。

6.

冬季进补的原则是什么？中医有哪些推荐的食材来增强体质、预防疾病，饮食调养中又有哪些禁忌和注意事项？

民间素有“冬令进补，来年打虎”的说法，这一观念深入人心，体现了中医天人相应的理念，即春生、夏长、秋收、冬藏的自然规律。在冬季，中医认为此时主收藏，是调补机体、养精蓄锐、增强体质的好时期。冬季进补应遵循以下三大原则。

一是因人而异。每个人的体质不同，表现出的中医虚证或脏脏功能低下也有差异，因此在补益方法上应有所区别。具体而言，气虚体质的人可能表现为气短懒言、乏力，可选用羊肉、鹿肉、鸡肉等偏温食材，并加入人参、黄芪、党参等补气药物；阳虚体质的人在此基础上可能还有怕冷、四肢不温等症状，可加生姜、干姜、肉桂等温阳药物；阴虚体质的人易眼干、口干、大便干，甚至潮热盗汗，可选用温和甘平的食材，如老鳖、老鸭、鱼等，并加入百合、麦冬、银耳等补阴药物；血虚体质的人常表现为面色无华，可选用当归、熟地、大枣等补血药物。当然，人的体质可能复合多种类型，需要因人而异进行调补。

二是因时制宜。冬季天气寒冷，一般可考虑补气补阳的药物。推荐一个传统的中医药膳——当归生姜羊肉汤，此方出自汉代医圣张仲景，用当归补血养血，生姜温中散寒，羊肉补益脾肾。若须加强补气作用，可加入黄芪或人参；若考虑年纪大、肝肾亏虚，可加入枸杞子、红枣。同时，冬季运动量减少，高热量肉食增多，易产生食积或内热，建议多吃生萝卜（尤其是白萝卜），中医认为其辛甘凉，可降气消食、清化导滞。

三是适度进补。补要缓慢进行，扶助机体正气，结合锻炼、饮食调整改善体质。补益应适度，过多则易上火，滋腻滋补药可能导致消化不良。

在中医推荐的食材方面，除了上述提到的羊肉、鹿肉、鸡肉、鳖肉、鸭肉、鱼肉等，还有如人参、黄芪、党参、生姜、干姜、肉桂、百合、麦冬、银耳、当归、熟地、大枣等中药材，可根据个人体质和需要适量选用。在饮食调养中，有以下禁忌和注意事项。

（1）避免过度进补，以免产生副作用或出现上火等症状。

(2)补益药物和食材应适量使用，避免滋腻导致消化不良。

(3)冬季进补应结合个人体质和需求进行，不可盲目跟风或滥用补品。

(4)在进补的同时，应保持适量运动，以促进身体新陈代谢和消化吸收。

此外，中医还推荐一种独特的进补疗法——膏方，这是由多味中药通过慢火煎煮浓缩而成的一种膏状制剂，可根据个人体质量身定制，对于慢性病调理、体质虚弱、亚健康状态以及老年人的抗衰老等方面，均有良好效果。

7.

冬季因腹泻、呕吐就诊的患者也在增加。引起腹泻的病原主要有哪些？该如何预防？

引起腹泻的主要病原体包括轮状病毒、诺如病毒、星状病毒、肠道腺病毒等，其中以轮状病毒和诺如病毒感染最为常见。

轮状病毒是引起 5 岁以下婴幼儿住院和重症腹泻的主要病原体，口服轮状病毒疫苗是预防轮状病毒感染的最有效措施。因此，建议 1 岁以内的儿童尽早接种疫苗，以获得保护。

诺如病毒是导致急性胃肠炎最常见的病原体之一，其引发的急性胃肠炎全年均可发生，但在秋、冬季尤为高发，因此有时也被称为“冬季呕吐病”。诺如病毒具有较强的传染性和快速传播能力，是引起学校和托幼机构等人群密集场所以及家庭内传播的主要病原体。它主要通过摄入被患者粪便或呕吐物污染的食物、水传播，也可通过接触患者的粪便或呕吐物、吸入患者呕吐时产生的气溶胶，以及间接接触被患者粪便或呕吐物污染的物体或环境等方式感染。

感染诺如病毒的主要症状包括呕吐、腹泻、恶心、腹痛、发热、畏寒或肌肉酸痛等。其中，儿童以呕吐为主要症状，而成人则更多以腹泻为主。诺如病毒全人群普遍易感，病程较短，通常 2~3 天即可恢复，呈自限性，且病例大多属于轻症，目前尚无特效药物或疫苗可预防或治疗。然而，婴幼儿、老年人，特别是有基础性疾病的老年人，若出现频繁呕吐或腹泻导致脱水等严重症状，应及时就医治疗。

在预防诺如病毒感染方面，建议采取以下措施。

注意手卫生：饭前、便后或加工食物前，应按照正确的洗手方法，使用肥皂和流水洗手。消毒纸巾或免洗消毒剂不能代替洗手。

注意食品和饮水安全：加工处理食品时，应做到生熟分开。蔬菜瓜果应彻底洗净，烹饪食物时要煮熟，特别是贝类、海鲜类食品。避免饮用生水。

减少接触：诺如病毒急性胃肠炎患者在有症状期间和症状消失后的 2~3 天内，应尽量避免与他人接触，因为这期间具有传染性。同时，在患病期间及症状消失后的 2~3 天，应避免为他人准备食物或从事医疗、照护等工作。

做好消毒工作：发生呕吐时，应尽快疏散人群，做好通风，并使用含氯消毒剂对污染的环境和物品进行规范消毒处理。

增强抵抗力：通过保持合理的作息、合理膳食、适量运动等方式，提高身体抵抗力，从而减少感染风险。

8.

冬季寒冷的天气是否会对糖尿病患者的病情产生影响？患者日常应该如何养护？

冬季寒冷的天气确实会对糖尿病患者的病情产生影响。很多研究显示，糖尿病患者在冬季容易出现血糖和其他代谢指标不容易达标的问题。这主要是因为冬季相对寒冷，人们户外活动时间相对减少，导致运动所消耗的葡萄糖减少，可能引发血糖升高。同时，寒冷季节人们往往摄入过多热量或肉类以抵御寒冷，这样可能增加体重，进而增加胰岛素抵抗，不利于血糖的控制。此外，冬季抵抗力有所下降，容易罹患各种感染，也对控制血糖不利。针对这些影响，糖尿病患者应该做到以下几点。

应坚持运动。如果户外天气寒冷，可以选择在室内进行运动。在雨雪天气条件允许的情况下，仍鼓励进行户外运动，但一定要注意保暖。

饮食控制。不能因为冬季进补导致体重进一步增加，进而加剧胰岛素抵抗，加大血糖控制难度。同时，应增强抵抗力，以抵御秋、冬季节容易出现的各种感染。

坚持血糖监测。因为冬季运动和户外活动相对较少，可能出现血糖波动或升高。血糖监测可以提醒患者目前的血糖控制状况以及用药是否合理。

坚持合理用药。尤其是在节日期间，更不能放松用药、血糖监测和血糖控制。

适当休息，同时也不要赖床。合理的休息和膳食对于冬季血糖控制是非常有益的。

9.

冬季是呼吸系统疾病高发的时期，包括新型冠状病毒感染、肺炎支原体感染、流感等多种疾病，出现症状之后怎么判断到底是得了哪种疾病，又该如何处理呢？

在冬季，呼吸系统疾病多以病毒感染为主，如普通感冒，症状可能包括鼻塞、流涕、轻微咳嗽等，通常可自愈。流感，如甲型流感、乙型流感，则可能在上述症状的基础上出现肌肉酸痛、发热，且可能伴有聚集性发病。若周围人出现类似症状，应警惕流感的可能性。此外，支原体感染多发生于儿童和青少年，主要症状包括发热、干咳、咽痛，且易聚集性发病。新型冠状病毒感染则可能出现嗅觉或味觉的异常。

在病原体混杂的情况下，个人应警惕病毒感染可能转变为混合感染。起初可能仅为病毒感染，但经历一段时间后，若出现咳嗽、咳痰增多，白痰转为黄痰，且血常规检测显示白细胞和中性粒细胞增多，则可能提示在病毒感染的基础上出现了细菌感染。

在处理上，对于病毒感染，抗生素是无效的。因此，在出现病毒感染症状时，切忌随便应用抗生素。针对特定的病毒感染，如甲型流感病毒、新型冠状病毒感染，有相应的治疗药物。然而，当出现细菌感染症状时，如咳嗽、咳黄痰增多，发热无明显好转，血常规检测异常，则可能需要在医生的指导下使用抗生素。

此外，对于有慢性呼吸系统疾病的患者，如慢性阻塞性肺疾病、支气管扩张等，在病毒感染的基础上可能会出现症状的急性加重。这些患者应密切关注自身症状，一旦出现症状加重或持续不减的情况，应立即就医。

10.

立冬后，如何根据个人体质选择适宜的运动？普通人尤其是老年人，应该注意些什么？

对于大多数人而言，冬季运动应选择能够促使心身统一、产生适度微微汗出的活动。例如，球类运动、跳操等，既能锻炼体力，又能带来愉悦感。对于老年人，中医推荐的太极拳、八段锦、五禽戏等则是很好的选择。这些功法注重心身统一，其中太极拳对关节有一定要求，可能不太适合体形较胖的人；而八段锦动作相对灵活，不拘泥于过于死板和标准的姿势，适合各种体形的人群，尤其是中老年人。在熟练练习八段锦时，要求意念与形体统一，内心保持微笑，以达到全身微微汗出的状态，是一种极佳的运动方式。

在冬季运动过程中，普通人，尤其是老年人，应注意以下几点。

保暖防寒：冬季运动时易出汗，此时受凉易感冒。因此，应选择既保暖又透气的衣物。

选择合适的时间和地点：时间上应选择阳光充足的时段，地点则需平坦，避免湿滑。若天气不佳，老年人可选择室内进行运动。

控制运动强度：对于有节律的、带有一定强度的30~40分钟锻炼，以微微汗出为宜。中老年人，特别是患有重大慢性疾病者，应避免高强度运动。

注意安全：冬季地面可能湿滑或有冰雪，老年人行走时需要特别小心，以防摔倒，因为摔倒对老年人而言极为危险。

11.

老年人应如何获取健康养生知识，如何判断知识的可靠性？在实践中遇到问题，老年人应如何寻求解决和解答？

一方面，老年人可以在学校、公园、社区、医院等公共场所看到健康知识的宣传板和宣传册。卫生健康部门及医院也时常组织开展健康知识讲座和健康咨询活动，派遣经验丰富的医生和专家深入社区进行义诊和授课。

另一方面，随着网络的普及，老年人可以轻松地在线搜索并获取大量的健康信息。然而，在浏览这些信息时，老年人须保持警惕，进行必要的鉴别。有的老年人可能因轻信网络虚假宣传，而停止正规治疗，导致健康状况恶化。

因此，老年人在获取健康知识时，应选择权威渠道，如关注卫生健康部门及医疗机构等的官方公众号，或在浏览短视频时确认信息发布者是否经过官方认证，或来自权威医院。对于不确定的健康信息，老年人应前往医院咨询专业医生，切勿盲目相信网络上的信息。

一旦老年人在实践健康养生知识时遇到问题，或身体出现不适，应立即就医，寻求专业医生的帮助。通过专业医生的指导和建议，老年人可以更加科学、合理地维护自身健康。

12.

糖尿病患者应如何科学制订饮食计划？哪些食物是糖尿病患者应该避免的？哪些不良的饮食习惯会增加血糖的波动？

合理饮食对糖尿病患者至关重要，有助于稳定血糖。因此，糖尿病患者在制订饮食计划时，须关注以下几个方面。

（1）根据个体的胖瘦及所处的特殊生理阶段（如生长发育期儿童、妊娠期女性）调整饮食量。对于较标准体重偏胖者，饮食摄入量可适当低于标准体重对应的饮食量；而对于偏瘦者，饮食摄入量可适当高于标准饮食量。

（2）饮食应多样化，确保营养均衡。糖尿病患者须控制食物的量和种类，在控制总量的前提下，做到饮食多样化。

（3）对于老年或体弱的患者，须注意优质蛋白的摄入，以保证充分的能量供应和整体健康状态。

（4）糖尿病患者应定时起居，规律饮食，一日三餐，必要时两餐之间可少量加餐，以避免血糖波动。

在食物选择上，糖尿病患者应注意以下几种情况：①避免甜食、单糖或高糖类食物，这些食物会引起血糖迅速波动；②不能不吃主食，长时间不吃主食对健康不利；③对无糖食品也要节制，尽管无糖食品不含蔗糖或单糖，仍含有一定热量。

糖尿病患者为稳定血糖，还应避免以下不良饮食习惯：①避免时而饥、时而过饱，应科学合理地分配三餐的热量；②避免纯吃杂粮，杂粮的量不应超过全天主食量的 1/4，最多不超过 1/3，以免导致胃肠功能下降；③避免过量饮酒，酒精是高热量饮品，易诱发低血糖，对健康不利。

13.

对于学校等集体单位，有哪些有效的呼吸道传染病防控措施？

学校、托幼机构等集体单位是人员比较密集的场所，这些场所人与人之间的接触非常频繁，所以很容易发生及传播呼吸道传染病。有效的防控措施包括以下几点。

及时接种疫苗：老师和学生应尽早接种流感疫苗，以强化免疫屏障，降低疾病在校园内的传播风险。

加强环境清洁与通风：应保持教室内卫生，鼓励学生养成良好的洗手习惯，并定期开窗通风，确保室内外空气流通。通风时须做好保暖措施，避免感冒。

加强健康监测：学校应严格执行晨午检制度以及因病缺勤登记，不建议学生或教职员工带病上课或上班，以防止传染病在校园内传播。

14.

慢性阻塞性肺疾病和支气管扩张患者在冬季易急性加重，急性加重的表现是什么？怎么治疗，如何预防？

慢性阻塞性肺疾病和支气管扩张患者在冬季特别容易急性加重，主要表现为咳嗽、咳痰增多，痰色由白转深黄，以及喘息和呼吸困难的加剧，部分患者还可能出现发热。支气管扩张患者还可能出现咯血。

治疗急性加重，首先应避免盲目停药，患者应继续按医嘱使用常规的吸入药物，如支气管扩张剂和激素。对于容易出现低氧或呼吸衰竭的患者，应间断吸氧。若出现严重的肺源性心脏病等并发症，应及时就医处理。

预防急性加重的措施包括：①避免接触导致呼吸道损伤的因素，如吸烟、二手烟及厨房油烟等；②定期接种疫苗，以增强免疫力，减少感染风险；③保持营养均衡和适当锻炼。患者应根据自身情况进行适当锻炼，以增强体质。

『时令节气与健康』你问我答

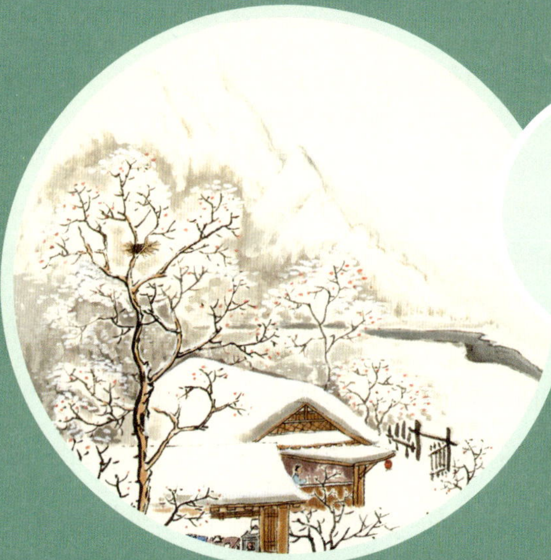

小雪

“小雪晴沙不作泥，疏帘红日弄朝晖。”小雪节气是一个强调养生、预防疾病的重要时期，平时要遵循“养阳御寒”的原则，平时可以多晒太阳，温通经脉。小雪后天气转冷，感冒等呼吸道疾病也进入高发期，要及时接种疫苗，同时注意增添衣物、防寒保暖。有心脑血管疾病的患者，在保暖的同时，还要注意定期监测血压，适量锻炼身体，并保持良好的饮食、作息习惯，如有不适及时就医。

1.

冬季需要特别关注哪些呼吸道传染病？公众该如何预防？

冬季需要特别关注的呼吸道传染病包括流感、肺炎支原体感染以及呼吸道合胞病毒感染等。这些疾病虽由不同病原体引起，但传播途径相似，主要通过呼吸道飞沫传播和接触传播。

对于公众而言，预防这些传染病，最经济有效的手段是接种疫苗。特别是儿童、老年人和患有慢性基础性疾病的人群，应尽早按照接种程序完成疫苗接种。

除接种疫苗外，公众还可以采取以下措施预防感染。

（1）保持良好的个人卫生习惯，勤洗手，咳嗽和打喷嚏时要用纸巾或肘部遮住口鼻。

（2）保持居住和工作环境的清洁和通风，减少病原体的孳生和传播。

（3）科学佩戴口罩，尤其是在人群密集或通风不良的场所。

（4）通过合理饮食、适量运动以及保证足量的睡眠来增强体质，提高身体抵抗力。

（5）减少与有呼吸道症状人群的密切接触，以降低感染风险。

（6）做好健康监测，一旦出现呼吸道症状，应及时就医，避免病情恶化。

（7）加强对高风险人群的健康宣教，提高其自我防护意识。

此外，我国已建立了包括流感病毒、呼吸道合胞病毒等 15 种常见呼吸道病原体的急性呼吸道传染病哨点监测系统，能够实时掌握呼吸道传染病的流行趋势和病原谱，为临床治疗和疾病防控提供有力支持，保护公众健康。

2.

冬季儿童肺炎支原体感染高发，感染后有哪些症状？目前有哪些检测方法可以明确诊断？如何治疗和调护？

儿童感染肺炎支原体后，主要表现出以下呼吸道症状：发热、咳嗽、咽痛、流涕，部分儿童还可能出现耳痛、鼻塞、打喷嚏等症状。其中，肺炎支原体导致的咳嗽具有特征性，多为干咳，尤其是刺激性干咳，一些儿童会有黏液样痰。部分儿童还可能出现喘息，以低龄儿童（尤其是婴幼儿）更为常见。此外，有些儿童还可能出现呕吐、腹泻等症状。若儿童出现持续高热，常提示病情较重，家长应及时带儿童就医。

除呼吸道症状外，少数儿童感染肺炎支原体后还可能出现肺外症状，包括皮肤黏膜症状（如皮疹）、循环系统症状以及神经系统症状等。

对于肺炎支原体的检测，目前主要通过核酸检测和抗体检测进行。核酸检测因其特异度和灵敏度较高，且操作方便，适合早期快速诊断。而肺炎支原体培养虽然是诊断的“金标准”，但由于耗时较长且条件特殊，临床上不常用。

在治疗和调护方面，肺炎支原体感染多为轻症，多数情况下居家护理即可。但对于部分重症患者，可能需要住院接受规范治疗。治疗儿童肺炎支原体感染的首选药物是大环内酯类药物，如阿奇霉素、克拉霉素等。另外，新型四环素类药物（如米诺环素、多西环素）和喹诺酮类药物也对肺炎支原体有效，通常用于成人耐药支原体感染的治疗。所有药物都应在医生的指导下服用，切勿自行用药。

冬季是儿童呼吸道感染的高发季节，绝大多数儿童的呼吸道感染为轻症，且具有自限性，一般在 7 天左右痊愈，多数 3~5 天即可自愈。对于轻症患者，居家照护或前往基层医疗卫生机构就诊即可。基层卫生机构的诊疗规范且医生经验丰富，能准确判断并及时告知需要转诊至上级医院治疗的患者。若需要前往上级医院就诊，家长应关注儿童的个人防护，避免交叉感染。在专科医院获得明确诊疗方案后，可转回基层医院治疗。

3.

小雪后，饮食起居应遵守哪些原则，以避免损伤阳气？对于怕冷的人群，中医有哪些推荐的养生保健方法来温补身体、增强阳气？

小雪后，人体阳气逐渐收敛，为避免损伤阳气，饮食起居应遵守以下原则。

在起居方面，要保持充足的睡眠，避免熬夜。同时，要注意保暖，特别是头部、颈部、腰部、腿部，以防阳气外泄。对于喜欢运动的人群，应选择相对缓和的运动方式，如八段锦、太极拳等，避免大汗淋漓。此外，阳光充足时，可适当晒太阳，以补充阳气。

在饮食方面，秋、冬季节进补至关重要。可多吃深色、黑色的食物，如芝麻、黑豆、板栗等。同时，根据个人体质选择进补方式。对于身材瘦弱、手足冷、四肢不温、怕风怕冷的人，可选择温养气血的食物和药物，如羊肉、鹿肉、鹿筋、桂圆、红枣、党参、当归等。而对于体重超重、肥胖、口气重、口干口苦的人，则应以疏导为主，多吃大白菜、萝卜、陈皮等顺气疏导的食物。

对于特别怕冷的人群，中医推荐以下养生保健方法。

坚持适量运动：通过肌肉的运动产生温热感，帮助身体保暖。

进行穴位按摩：如按摩劳宫穴、鱼际穴等，可促进血液循环，产生热感。具体方法是将两个手掌对接起来，相互旋转摩擦，一般十次左右，身体即可产生热感。

制作热盐包热敷：取适量艾叶、桂枝、花椒、吴茱萸，加入粗盐，用布包裹，经微波炉加热或隔水蒸热后，敷在怕冷部位，如颈椎、腹部。

中药泡脚：用艾叶、桂枝、牛膝、桑枝等煮水后泡脚，水温控制在 40~42℃，泡脚时间不超过 15 分钟，可温通身体经脉。

艾灸：可选择神阙穴、关元穴、足三里等穴位进行艾灸，以温补身体阳气。

茶饮：取鸡蛋一个，适量桂圆、红枣、党参，加开水冲服，无糖尿病人群可适当加入红糖，可温养气血。若女性月经后怕冷症状明显，可适量吃一些黑豆制品，帮助补充气血。

4.

冬季心血管疾病高发，有哪些诱因，该如何防治？

冬季天气寒冷，心血管疾病患者，特别是老年患者数量增加。冬季心血管疾病的诱因主要包括：天气寒冷导致的血管收缩、血压升高，以及由此增加的呼吸道感染风险；人体活动减少、食欲增加导致的体重增加、血糖血脂水平升高；还有生活节奏加快、压力增大对身体的负面影响。

防治冬季心血管疾病可以采取以下措施：加强防寒保暖，尤其是老年人要及时添衣，避免气候变化导致的血压升高和呼吸道感染风险增加；适当控制食欲，保持运动习惯，但大风严寒等恶劣天气时建议室内运动；控制好生活节奏，避免过度劳累，学会控制压力和情绪；养成每周监测血压和心率的习惯，以便及时发现身体的异常；患者应坚持规律用药，若须调整药物，及时与医生沟通；如有不适，及时就医。

5.

冬季天气寒冷、气候干燥，有哪些措施可以缓解儿童过敏性鼻炎的发作？日常生活中有什么调理方法？

为缓解过敏性鼻炎的发作，日常生活中可以避免让儿童接触过敏原，如花粉、尘螨等。冬季室内外温差大，儿童对环境的温湿度变化较为敏感，可能会诱发过敏性鼻炎。因此，在儿童出门前，可用温毛巾温敷鼻根，稍后打开门让儿童适应冷空气，然后再出门。同时，佩戴口罩也是有效的防护措施，能减少过敏原的吸入。此外，应减少去人多密集、空气不流通的场所，以降低呼吸道感染的风险。

在日常生活中，要加强护理，及时增添衣物，保证居家环境的温湿度和卫生清洁。这既能减少干燥对鼻黏膜的刺激，也能减少室内过敏原。儿童应适当运动，增强体质，合理膳食，多喝水、多吃蔬菜水果，避免食用辛辣、有刺激性的食物，以及可能引起过敏的食物。

若过敏性鼻炎症状较重，应遵医嘱给予鼻喷剂和药物治疗，同时进行鼻腔冲洗，以减少鼻腔分泌物和过敏原。

缓解儿童鼻塞，还可以用温水给鼻子做雾化，增加舒适度。晚上睡觉时，儿童可以采取侧卧位，以减轻鼻塞。若侧卧后鼻塞仍未减轻，在儿童配合的情况下，可让其抬头看脚尖，持续 20~30 秒，通常能够缓解鼻塞。此外，按揉鼻翼两侧也有助于缓解鼻塞。

6.

小雪时节，有哪些中医养生的小妙招可以帮助预防感冒、咳嗽等呼吸道常见病？如何利用中医“治未病”的理念来防治这些疾病？

小雪时节，为预防感冒、咳嗽等呼吸道常见病，中医养生有以下小妙招：一是要避免前往人群聚集的地方，以降低病毒传播的风险。二是要注意保护容易受风寒侵袭的部位，如天突穴和大椎穴。也可通过穴位按摩来预防，如按摩合谷穴、迎香穴、少泽穴、商阳穴、少商穴以及风池穴。这些穴位经脉经过头面部，能疏通气机。特别是风池穴，位于枕骨后两个大筋的凹陷处，与耳垂平行，可用搓热的手掌反复搓揉，有助于缓解流清涕等症状。

此外，推荐几款茶饮。①葱姜茶：选用大葱葱白三段、新鲜紫苏叶 3~4 片、生姜适量煮水，适用于缓解风寒感冒；②桑叶雪梨茶：用桑叶、南北杏、雪梨煮水，适用于干咳无痰者；③陈皮紫苏生姜茶：用陈皮、紫苏叶、生姜煮水，有助于缓解咳嗽痰白的症状。

中医“治未病”理念强调根据体质进行干预。对于肺脾气虚的偏虚性体质者，表现为易疲劳、怕冷、食用生冷食物后大便稀溏，可用党参、沙参、茯苓、陈皮煮水饮用，以益气健脾，增强免疫力。而对于易怕热、上火、口气重、大便不通畅者，可选择冲泡罗汉果、枇杷叶、莱菔子等，采用清润的方法，并注意饮食清淡，多吃大白菜、萝卜、生姜等。

若已出现感冒、咳嗽、流鼻涕等症状，可先尝试中药或茶饮以控制症状、驱散邪气。然而，若症状明显，如发热、咳嗽加剧、浓痰、气喘等，应及时就医，以明确诊断并控制病情。

7.

生活中有很多人都经历过胸痛症状的发作，胸痛一定意味着心脏出了问题吗？引发胸痛的原因是什么？普通人要如何识别和正确处理？

胸痛并不一定意味着心脏出了问题，因为胸部包含众多脏器（如心、肺）、骨骼、肌肉，以及血管、气管、胸膜等，所以胸痛的原因复杂多样，可能缘于心肌缺血、主动脉夹层、肺栓塞、胸膜炎、肋间神经痛、肋软骨炎，甚至脊柱压迫等。然而，致命性胸痛通常与心脏有关。

对于高危胸痛，其特征通常表现为胸痛部位相对固定，性质可能为闷痛、酸胀痛、紧缩痛、压迫痛或烧灼痛，且可能伴有左肩、背或下颌的放射痛，很少表现为针刺痛。这种胸痛通常由活动诱发，休息后可缓解。若个体出现此类胸痛特征，应及时停止活动，尽快到医院就诊。

致命性胸痛的临床特征则包括胸痛伴大汗和冷汗，运动可诱发或加重，同时可能伴有血压过高或过低，以及恶心呕吐等现象。若出现这些特征的胸痛，患者应即刻停止活动，就地坐下或卧位休息，监测血压和心率，呼叫“120”，若确诊为急性心肌梗死，患者应及时接受急诊的冠脉介入治疗，以开通血管，挽救濒临坏死的心肌。

8.

儿童感染后咳嗽的表现是什么？由哪些原因引起？应该如何防治和护理？

感染后咳嗽的主要表现为干咳或伴有白色黏痰，咳嗽通常具有自限性，病程大概持续 3~8 周，部分儿童可能持续时间更长。咳嗽在傍晚和清晨较为明显，也可能在睡前、睡眠中或睡后一小段时间内显著。此外，冷空气、烟雾或剧烈运动等因素可能诱发或加重咳嗽。肺部影像学检查，如胸片或 CT，通常无明显异常。

感染后咳嗽有多种可能原因，具体可能与呼吸道感染导致的气道黏膜损伤、气道高反应性、胃食管反流以及气道炎症等因素有关。

若症状轻微，通常无须特殊治疗。然而，当症状较重且病程较长，尤其是咳嗽影响日常生活和休息时，应在医生指导下进行规范治疗，避免不必要的用药，以免儿童出现药物不良反应。

在护理方面，应关注儿童的症状变化，一旦病情加重，应及时就医。居家时，保持适宜的温湿度，以减少对气道黏膜的刺激，增加气道舒适度。儿童应多饮水，注意规律作息和合理膳食，补充营养素。适当户外运动，增强体质，并根据天气适时增减衣物，避免呼吸道感染。此外，让儿童远离刺激性气味或污染环境，尤其是避免二手烟的刺激，以免加重咳嗽。若儿童有明确的过敏原，应注意规避。

9.

冬季，高血压患者可能面临怎样的挑战？是否需要调整降压药的剂量？日常如何防护才能保持血压的稳定？

对高血压患者而言，冬季面临的主要挑战为气温变冷、血管收缩、食欲增多、活动减少、体重增加、情绪和压力变化等多种因素，可能导致血压波动大。若连续3天监测血压发现高压高于140毫米汞柱或低压高于90毫米汞柱，建议患者及时到医院就诊，并可能需要调整药物剂量。反之，对于血压连续3天高压低于110毫米汞柱或低压低于60毫米汞柱的患者，也建议调整药物。

对于血压极高，如高压高于180毫米汞柱或低压高于110毫米汞柱，且重复3次测量情况无改善的患者，尤其是伴有头痛头晕、恶心呕吐或短暂的意识丧失、肢体行动不力、言语失利等症状时，应立即前往急诊，以降低卒中风险。

为保持血压稳定，高血压患者在冬季应做好以下四个方面防护：①加强血压监测，及时记录血压变化，发现波动及时就医，遵医嘱调整药物；②控制生活节奏，调整生活规律，减轻压力，避免对血压造成影响；③加强防寒保暖，及时添加衣物，避免气温下降导致血压升高；④控制饮食，保持适当运动，每餐七到八分饱，控制高油脂、高糖和高盐食物摄入，每天进行30~40分钟快走运动，以稍微出汗为佳。同时，戒烟酒也是保持血压稳定的重要措施。

10.

越来越多的人选择在冬季吃膏方来调补身体，什么是膏方？吃膏方有哪些好处？是不是人人都适合吃？在吃的过程中，有哪些特别需要注意的地方？

冬季膏方季来临，越来越多的人选择在此时吃膏方来调补身体。膏方，又称膏剂或膏滋，是多种中药材经过反复多次煎煮后，滤去药渣，将药汁浓缩，并加入膏类或糖，制成半流体状态或膏状的中医剂型，属于中医里的膏、丹、丸、散之一。

吃膏方的好处主要体现在以下几个方面：①药材多具有滋补性，能调和气血阴阳，增强体质；②能补益五脏，增强免疫力；③对慢性疾病稳定期患者，能扶正祛邪，帮助身体康复。

适合吃膏方的人群主要包括：老年人，因脏器功能随年龄增长逐渐衰退，表现为气血不足、脏器功能减退，服用膏方能延缓衰老带来的不适；亚健康人群，存在心身不适状态，社会自然适应能力下降，服用膏方能调整机体平衡，延缓疾病发生；慢性虚损性疾病患者，处于寒热错杂、气血特别不足的状态，服用膏方能固本培元；病后或术后患者，机体功能减退，胃肠吸收状态下降，服用膏方能促进身体快速康复。

在吃膏方的过程中，需要注意以下几点：①季节选择，虽然冬季是最佳补充潜藏的季节，但四季皆可服用膏方，建议在医生指导下进行；②服用时间，推荐早上空腹服用，每天 20 毫升左右，用开水冲服或直接含服，若身体状态良好且想增加疗效，可改为上午一次下午一次；③禁忌证，如患感冒、胃肠炎等，或在孕期、慢性疾病急性发作等情况下，应停服膏方。

『时令节气与健康』你问我答

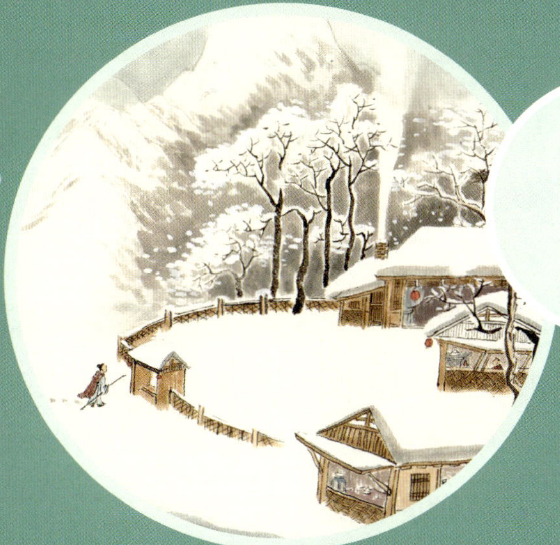

大雪

“龙云玉叶上，鹤雪瑞花新”，大雪标志着仲冬时节的开始，天气将变得越来越寒冷，要注意防寒保暖、保证充足睡眠，日常要注意保湿。在温度允许的情况下，开窗通风换气。大雪后天气寒冷，要格外关注呼吸道病原体感染。及时接种流感疫苗、肺炎球菌疫苗等，科学佩戴口罩，做好个人防护，保持良好的卫生习惯。儿童、孕妇、老年人要尽量减少外出，有慢性基础性疾病的人群如出现症状加重，应及时就医。同时，大雪后雨雪和寒潮天气可能会随时到来，外出时注意防滑防跌倒，尽量避免长时间在户外停留。

1.

大雪时节，天气寒冷而干燥，室内外温差比较大，易诱发感冒、支气管炎，包括哮喘等多种呼吸道疾病，在起居饮食方面如何调护，可以吃些什么来防治？

首先，应注意防寒保暖，特别是对头部、面部、腰部和腿部的保暖，须及时增衣加被。对于喜爱运动的人群，此时应避免大量出汗，以防阳气外泄。因为冬季是“收藏”的季节，大汗后阳气外泄，容易使寒邪入体，从而引发呼吸道疾病。

顺应天时、自然，冬季应养成早睡晚起的习惯，有助于养阳气。此外，泡脚和艾灸也是补阳气的好方法，如灸关元、足三里等穴位。关元穴位于小腹部，肚脐下三寸（四个手指并拢的宽度），灸此穴对阳气的养护有重要意义。足三里是脾胃经的重要穴位，位于膝盖下“外膝眼”直下三寸，胫骨外一寸处，常灸此穴有助于保护脾胃和阳气。

在饮食方面，冬季饮食往往温补，尤其在北方地区，暖气供应充足，易造成体内燥热。大雪过后阳气更加郁闭，此时应适量食用萝卜、梨等养阴、润肺、透热邪的食物。例如，炖汤时可加入白萝卜，以缓解温燥。同时，吃温补食物时，搭配一些清热消食的食物也有益处。天气干燥时，易引发咳嗽，可用花椒加梨或白萝卜炖煮，以达到散寒、润肺、润燥的效果。此时应避免过多食用辛辣刺激和燥热食品，以免耗伤人体津液，导致生燥。

此外，冬季也是吃膏方进补的最佳时机。但须注意，膏方应在正规医院由医生根据个人情况一人一方调制。若时间不便，秋梨膏、固元膏等也是润燥清肺、缓解燥热的好选择。

2.

雨雪天气，公众特别是老年人和小孩，该如何规划日常生活？在户外活动时有哪些注意事项？

一是公众应密切关注天气预报，及时了解天气变化，根据天气情况合理安排日常出行。在雨雪天气来临前，建议储备必要的生活物资，加固门窗，检查电力燃气等设施，并做好防寒保暖工作。

二是在雨雪天气发生时，公众应避免在恶劣天气下外出活动。若确需外出，应注意以下事项：①道路湿滑、结冰以及能见度低可能带来风险，防止跌倒摔伤；②照顾好老年人、儿童、孕妇等特殊人群，避免儿童在冰上嬉戏打闹；③参加冰雪相关运动时，务必做好相关防护。

三是在室内使用取暖设备时，要确保安全，避免火灾和一氧化碳中毒等情况发生。同时，在保证气温适宜的情况下，应尽量多开窗通风，防止空气不流通导致身体不适。

四是若需要在户外长时间活动，公众须注意增添衣物，特别是注意手部、脚部以及耳朵等易受凉部位的保暖，以防冻伤或感冒等情况的发生。

3.

冬季寒潮天气的影响广泛而深远，寒潮所带来的灾害性影响有哪些？冬季气象防灾减灾应该关注些什么？

寒潮通常会引发 8℃以上的降温，并伴随 4~6 级，甚至阵风 7~9 级的大风天气。由此导致的雨雪和大风会对人体健康、交通出行以及户外设施的安全构成严重威胁。同时，还可能对电力安全和能源供应产生不利影响，导致农作物倒伏和受冻害。此外，冷空气过程有时伴随冻雨，进而引发道路结冰、电线积冰，造成交通、电力设施损毁，通信中断，甚至城市基础设施的破坏，这些都极易造成人员伤亡和财产损失。在冬季气象防灾减灾方面，应关注以下几点。

一是密切关注灾害性天气的预报和预警情况，提前做好防御准备。气象部门通常可以提前 24~48 小时发布寒潮等相关预警信息，公众可根据天气情况合理规划日常生活和出行。

二是冬季降水相态复杂多样，须留意雨雪相态的不同及其可能带来的不同灾害。例如，同样降水量的雨和雪，其影响程度截然不同，降雪可能达到致灾的暴雪级别，尤其是冻雨和冰粒等降水相态，更具致灾性，须特别关注。

三是冬季防灾减灾不仅要关注恶劣天气发生时的防范，还须留意恶劣天气过后可能持续存在的灾害因素。如降雪后，雪融化导致的地面湿滑、道路结冰，以及大风引起的风吹雪降低能见度，还有持续降温引起的冻害，以及对城市基础设施和人体健康的影响等。因此,公众应持续关注天气预报,做好个人防护和防范措施。

4.

冬季夜长昼短,良好的睡眠对维护身体健康非常重要,怎样才算良好的睡眠?中医在提高睡眠方面有什么好的建议和方法?

良好的睡眠应表现为入睡无困难、无早醒多梦或噩梦,醒后能迅速再次入睡,且睡眠时长适中,次日不感疲倦与乏力。优质的睡眠不仅能消除疲劳、恢复体力,更能促进新陈代谢,增强免疫力。

中医在提高睡眠质量方面提供了诸多建议和方法。在冬季这一“收藏”季节,建议早睡晚起,相较于其他季节,可适当推迟起床时间。入睡前,应营造一个安静、光线稍暗、温度适宜的环境,选择合适的床与枕头,避免睡前过饱饮食致胃肠负担过重,中医有云“胃不和则卧不安”。同时,避免睡前剧烈运动,以免阳气发散,心神不宁。泡脚也是促进睡眠的有效方式。

尤为重要的是,睡前应避免将手机带上床,以免心神不安,大脑兴奋,影响睡眠质量。若入睡困难,可尝试腹式呼吸,仰卧或侧卧,以舒适体位进行深呼吸,使神形合一,自然而然入睡。冬季女性易畏寒、手脚冰凉,可试用中医外治法,如将黑胡椒调成糊状贴于涌泉穴,或捣蒜泥贴之,以引热下行,促进睡眠。

若睡眠浅且多梦易醒,往往是气血不足所致,可每日食用莲子、百合、桂圆等养心安神之物。持续性入睡困难者,可用酸枣仁与粳米熬粥服用,酸枣仁安神效果显著。当然,保持健康、积极的情绪至关重要,切忌过度烦恼忧思。

5.

冬季泡脚是一种非常受欢迎的养生方式,能帮助缓解疲劳、促进血液循环。泡脚药材如何选取?是不是人人都适合泡脚?有哪些注意事项?

一般而言,生姜、艾叶和红花是常用的泡脚药材。生姜具有祛寒解表、改善微循环的功效,适用于体寒者。艾叶则能温通经络、逐寒湿,对关节疼痛、慢性阻塞性肺疾病患者咳嗽咳痰等症状有益。红花作为活血化瘀、活血通经、活血止痛的药物,对于老年人的关节疼痛、老寒腿等尤为适用。使用时,药材无须煮太久,约 10 分钟即可,或将药材包成药包,每次用量约 15 克(生姜可增至 30 克),置于泡脚桶中。

然而,并非人人适合泡脚。儿童皮肤细嫩,泡脚时间不宜超过 10 分钟,婴幼儿则不提倡泡脚。孕妇应避免使用活血化瘀类药物,如红花、当归、川芎,以免引发子宫收缩,对胎儿不利。脚部有外伤、糖尿病足、下肢血栓、血压剧烈波动者,以及体质虚弱无基础病的老年人,泡脚时须谨慎,最好在医生指导下进行。糖尿病足患者和下肢血栓患者,应避免自行在家泡脚。

泡脚时,须注意以下几点:水温不宜过高,以免导致心情烦躁，影响睡眠，建议水温接近体温，避免泡后大汗淋漓。泡脚时间以 15~30 分钟为宜，过长可能加重心脏负担。泡脚前后可饮一杯温水，以补充水分。最佳泡脚时间为 19—21 点，此时肾经气血最弱，泡脚有助于温肾。饭后半小时内不宜泡脚。泡脚盆最好选择大而深的木桶，保温效果好，避免使用金属盆，以免温度迅速散失。泡脚时，可适当按摩腰部肾俞穴、足三里、涌泉穴等穴位，并拉伸脚趾，以增强保健效果。

6.

大雪节气时期，各地报道的儿童呼吸道感染性疾病高发，从统计数据来看是否如此？发病以哪类疾病为主？为何儿童易发多发，又该如何加强预防？

据以往全国急性呼吸道传染病哨点监测情况周报统计，在大雪节气儿童呼吸道感染性疾病确有高发形式。在发病类型上，0~4 岁门急诊流感样病例和住院严重急性呼吸道感染病例中，常见检出阳性的病原体包括鼻病毒、肺炎支原体、副流感病毒、腺病毒和呼吸道合胞病毒等；而 5~14 岁门急诊流感样病例和住院严重急性呼吸道感染病例的病原体则主要是鼻病毒、肺炎支原体、流感病毒和副流感病毒等。

儿童易发多发的原因主要有两方面：一是随着天气气温的降低，学生在室内活动时间增加，若不注意通风，空气流动性差，会增加感染风险；二是气温降低导致呼吸道黏膜上皮细胞的纤毛运动减弱，净化和防御机能降低，使得潜伏在呼吸道的各类病原体乘虚而入。

为加强预防，可采取以下措施：①对于疫苗可预防的呼吸道传染病，要及时且全程进行疫苗接种；②加强托幼机构、中小学校的环境清洁，保持室内卫生，定期开窗通风，并注意学生保暖；③尽可能减少儿童暴露或接触传染源的风险，保持个人卫生，不建议带病上学或上岗；④儿童一旦出现病症，要及时就诊，并遵照医嘱进行治疗。

7.

大雪过后，天气变冷，寒潮天气可能随时会到来，公众是否需要调整出行计划以保证安全？又该如何加强防范？

进入冬季，冷空气活动逐渐频繁。寒潮天气是大规模强冷空气活动，会带来气温急剧下降及大风、雨雪等天气，威胁出行安全。

公众应根据天气情况合理规划出行，加强防寒保暖，增强健康防护意识，确保身体健康和出行安全。出行前须密切关注天气预报和预警，若气象部门发布暴雪或冰冻预警，应尽量避免外出。必要外出时，建议乘坐公共交通工具，注意保暖，穿防滑鞋具。步行时应避开结冰、积雪路面，无法避开时应缓步慢行，放低重心，远离易被大风吹坏的户外设施。

驾车出行前须检查车辆状况，特别是刹车系统，及时清理积雪或冰霜。行车时保持车距、减速慢行,北方地区可考虑更换防滑轮胎或增加防滑链。同时,关注寒潮天气下大风预报,尤其在风口、桥梁、高速公路开阔路段、山谷、隧道口等地,须防范横风影响。

在恶劣天气下,应尽量避免长时间在户外停留。如须长时间停留,应备好应急保暖物品和食物,以防被困时受冻受饿。

『时令节气与健康』你问我答

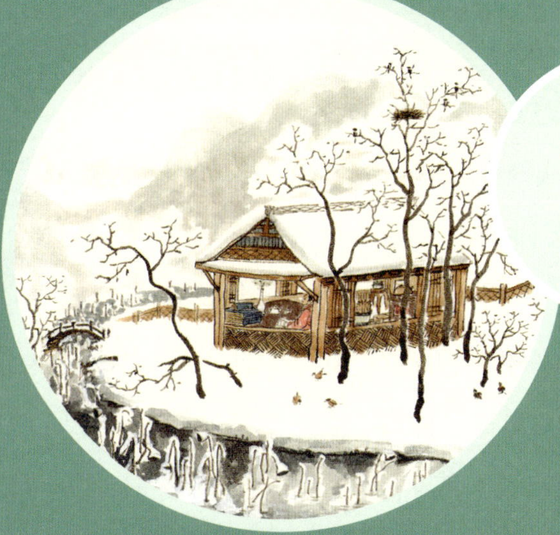

冬至

“天时人事日相催，冬至阳生春又来。”冬至后人体阳气开始慢慢恢复，要顺应规律，遵循“冬藏”的原则，用科学的养生方法调护身体机能，保持旺盛的精力。冬至到小寒、大寒是一年中最冷的时期，要做好防寒保暖。既往有慢性呼吸系统疾病和心脑血管疾病的患者，要特别注意头部、脚部和颈部的保暖。雨雪天气容易导致摔伤、骨折的发生，外出时注意防滑防跌倒，尽量避免长时间在户外停留。

1.

什么是“冬藏”？冬至节气，中医有哪些建议可以帮助增强体质、预防疾病？

在冬季，中医讲究“冬藏”，这是一种顺应冬季自然界闭藏规律的养生理念。“冬藏”主要指的是藏精与藏神。藏精，即养护肾脏，固摄精气，为来年生机勃发奠定基础，因为中医认为肾主藏精、主纳气。藏神，则是指宁神静志，避免情绪过于激动，以防阳气过度外泄，同时调整心态，保持内心的平静与安宁，避免过度焦虑和抑郁情绪的发生。

在冬至节气，中医建议从多个方面增强体质、预防疾病。饮食方面，可适当进食核桃、黑芝麻、枸杞、桂圆、羊肉等温热食物，以补肾助阳，但须配合萝卜、白菜等时令蔬菜，以减少内热产生，避免过度温补造成的燥热。起居方面，强调早睡晚起，早睡以养阳气，晚起以固守阴气，睡前可泡脚以促进睡眠和气血畅通。运动方面，建议选择舒缓的运动，如八段锦、五禽戏、太极拳等，这些运动既能锻炼身体，又能调整心情心态。运动时间宜在太阳出来后，以微微出汗为宜，避免阳气外泄。

此外，中医传统保健方法，如艾灸、穴位按摩等也可在冬季加以运用。艾灸可选择腹部穴位如神阙穴、关元穴以及足三里等，通过按压、艾灸这些穴位，可疏通经络气血，扶正祛邪，增强抵抗力。

总之，冬至养生应遵循“冬藏”原则，注重饮食、起居、运动等多方面的调养，运用中医养生智慧，以安度寒冬，迎纳新春的生机。

2.

当前，互联网上有海量难辨真假的健康科普信息，有没有权威的渠道可以查证信息的真伪，或者举报谣言？

国家卫生健康委不断加大优质健康科普产品供给。一是通过召开发布会等形式，邀请权威专家（如院士等）分享科学规范的健康知识信息，如“时令节气与健康”系列发布会；二是成立国家健康科普专家库，并定期更新；三是建立国家健康科普资源库，公布第一批新媒体账号，包括“健康中国”“中国中医”“中国疾控中心”“中国健康教育”“协和医生说”“四川大学华西医院”“人卫健康”“沪小康”8 个公众号。

针对互联网上的一些健康科普乱象，国家卫生健康委在其官网开设了“健康科普辟谣平台”，该平台定期针对明显违背科学常识、夸大其词、移花接木的信息进行辟谣，以净化健康科普环境。

公众若发现了健康谣言，或遇到无法辨别真伪的健康科普信息，可以登录“健康科普辟谣平台”，提供相关信息线索进行举报。举报信息应包括信息主题、所在平台、链接地址、涉及的机构和人员等，以便国家卫生健康委组织力量进行核实处理。

3.

冬至时期，流感、支气管肺炎等呼吸道疾病高发，很多人担心去医院有交叉感染的风险，什么样的情况适合居家治疗观察？如何应对耐药病原体？

对于担心去医院存在交叉感染风险的人群，以下情况适合居家治疗观察：当病情并不严重，仅表现为嗓子疼、流鼻涕等身体不适时，可以考虑在家休息、观察，并到药店购买对症的感冒药进行治疗。须注意的是，如果症状加重，应及时前往医院就诊。

对于身体较弱的高危患者，如肿瘤、慢性阻塞性肺疾病、长期心力衰竭的患者等，即使是感冒也可能对其健康造成较大影响。因此，这类人群在出现呼吸道症状时，应及早就医，以防止症状加重。

对于耐药病原体，建议前往附近的卫生站或诊所，由专业医生根据病情开具合适的药物。若病情严重，仍应前往医院就诊，接受专业的诊断和治疗。

总之，在居家治疗观察期间，应密切关注病情变化，如有需要，及时前往医院就诊。

4.

冬季是呼吸道疾病高发的季节，一般以何种病原体为主？如何加强防控？

冬季是呼吸道疾病高发的季节，其病原体呈现出多样性和地域性特征。大约有 30 多种病原体可引起呼吸道感染，其中十几种较为常见，包括流感病毒、呼吸道合胞病毒、腺病毒、鼻病毒、肺炎支原体和新型冠状病毒等。这些病原体在冬季均较为活跃。

地域方面，冬季呼吸道病原体表现出一定差异。南方省份主要以鼻病毒、流感病毒、副流感病毒等为主，而北方省份以肺炎支原体、鼻病毒、腺病毒等为主。

在防控方面，尽管病原体种类和地域分布存在差异，但常用的个体防控措施仍能有效预防呼吸道传染病。具体做法包括加强身体锻炼、注意个人卫生习惯、消毒通风以优化室内环境等。此外，接种疫苗对老年人和儿童而言，是非常重要的预防措施。

值得注意的是，校园聚集性感染及其引起的后续社区传播是冬季呼吸道传染病的主要传播模式之一。因此，加强校园防控、避免校园聚集性感染，是冬季呼吸道传染病防控的关键之一。

5.

为什么冬季心血管疾病发病率会增加？哪些人群更容易出现心血管问题？如何预防？

冬季是心血管疾病高发季节，冠心病（如急性心肌梗死）、高血压、心力衰竭等疾病尤为常见，严重威胁群众生命健康。这一季节，心血管疾病发病率增加的原因主要与气温变化、生活方式和生理变化密切相关。

气温骤降时，人体为保持体温，血管会收缩，导致血压上升，心脏负荷加重。同时，冬季人们更倾向于室内活动，户外活动减少，可能引发体重增加和血脂水平升高，这些都是心血管疾病的危险因素。此外，冬季也是感冒和流感等呼吸道疾病的高发季节，这些疾病会间接影响心血管系统的健康。

容易出现心血管问题的人群主要包括中老年人、患有慢性疾病（尤其是高血压、糖尿病、高血脂）的人群，以及有不良生活习惯（如长期熬夜、吸烟、酗酒）的人群。

为了预防心血管疾病，建议采取以下措施：保持室内温度适宜，外出时注意保暖；适当增加室内运动，保持血液循环；运动前进行热身活动；戒烟限酒，减少对心血管系统的刺激；饮食上选择低盐、低脂、高纤维的食物，避免过量摄入高热量食物；保持规律的作息，确保充足的睡眠。

6.

冬至节气，流感高发，流感的流行特点是什么？流感季节，该如何保护好自己和家人？

流感流行主要有四大特点：①传播途径多样，既可通过感染者打喷嚏和咳嗽产生的飞沫传播，也可通过口腔、鼻腔、眼睛等黏膜直接或间接接触传播，如手接触被病毒污染的物品后再触摸口鼻是常见的传播方式；②传染性极强，能在人群中迅速传播，易引发聚集性疫情；③无症状感染者也可传播流感病毒。流感潜伏期通常为1~4天，从潜伏期末至症状出现后的急性期均具有传染性。流感病毒复制速度快，感染后24小时内病毒滴度即可达到峰值。值得注意的是，约30%的感染者无症状，他们在不知情的情况下可能传播病毒；④流感病毒极易发生变异，容易引发大范围流行。

鉴于这些特点，保护自己和家人最好的办法是在冬季呼吸道疾病高发季节采取预防措施，包括勤洗手、少聚集、戴口罩、多通风、强身健体。老年人、儿童等易感人群应及时接种疫苗。

7.

很多人肺部长结节后会感到害怕和担忧。是否所有的肺结节都需要治疗，普通人该如何正确面对和处理？

面对肺部长了结节的情况，很多人会感到害怕和担忧。但实际上，并非所有肺结节都需要治疗。数据统计显示，大部分肺结节都是良性的，恶性比例不高，因此无须过度紧张。

要判断肺结节的性质，可以借助CT检查，特别是薄层CT或低剂量薄层CT。低剂量CT能明显减少辐射量，既能对结节进行诊断，又便于动态复查，同时保证辐射量在安全范围内。此外，还可以结合抽血检查结果，如结核相关检测、肿瘤标志物等指标情况，综合判断结节性质。

对于肺结节的处理，如果暂不能确定其性质，可以动态地用低剂量CT进行复查，间隔可以是三个月、半年或一年。尤其是小结节，即便是恶性病变，也处于肺癌或癌前病变的早期阶段，处理起来相对容易。

因此，面对肺结节，首先应就医并听从医生建议，采取合理的办法。应认识到大部分结节是良性的，通过就医可以找到最佳的处理和应对方法。保持心态平和，尤其是针对小结节，不要因过度担忧而影响生活质量。

8.

冬天雨雪天气，地面湿滑，有哪些有效的防滑措施可以降低跌倒的风险？如果不慎跌倒，该如何正确处理？

为降低跌倒风险，有效的防滑措施包括：老年人和小孩应穿具有防滑性能的鞋子，注重鞋底纹路的深浅，以增加鞋底与地面的摩擦力。行走时，老年人可携带辅助工具，如多脚拐杖，以维持身体平衡。同时，应尽量避免可能导致摔倒的因素，如积水、积雪、结冰区域，特别是表面光滑且有斜坡的地方。行走时，步子应放小放慢，双脚离地时间尽量短，避免抬得过高，可选择“企鹅步态”，即外八字形走路，增加脚底与地面的接触面积，提升防滑效果。

如果不慎跌倒，应视情况处理。若跌倒后局部肿胀、疼痛、活动受限，则骨折的可能性较大，此时不应盲目活动，以免加重损伤，应请专业人士处理，以防二次伤害。若摔倒后出现头晕、头痛、恶心等症状，可能是颅脑损伤，此时应将头偏向一侧，避免呕吐物误吸引起窒息，并请旁人拨打急救电话，由专业人士进行急救。若跌倒后疼痛不太严重，自我评估状态尚可，可在旁人协助下或自行缓慢起身，后续关注局部疼痛和肿胀变化，如有加重，建议及时就医，避免隐匿性损伤。

9.

对心血管疾病患者来说，冬至时节有哪些特别注意事项？心血管疾病有哪些典型的预警信号？该如何急救处理？

对于心血管疾病患者，冬至时节须特别注意保暖，防止寒冷引发血压波动、刺激心血管系统。特别是“三高”患者，应按时服药，密切监控血压、血糖、血脂等指标，保持稳定情绪，避免过度劳累。

心血管疾病发作的典型预警信号包括胸痛、胸闷、心慌、呼吸困难等。同时，患者也须留意一些不典型症状，如恶心、呕吐、咳嗽、出汗、乏力,甚至肩颈、手臂疼痛或牙痛等,这些都可能是心血管问题的躯体表现。实际病例中,有些患者因熬夜工作或压力大,误将“牙痛”视为普通牙痛,就医后才发现是缘于冠心病,甚至心肌梗死。因此,如遇以上症状须及时治疗。

心血管急症发作时,应立即采取以下急救措施:让患者平卧,迅速拨打“120”急救电话,寻求专业医疗救助;如患者有心血管疾病急救药物,应在专业医疗人员的指导下使用;在等待救护车期间,及时进行正确的心肺复苏,监控血压、呼吸、心率等情况,关注患者意识状态。一旦出现心搏骤停,须立即进行有效的胸外按压和人工呼吸,以维持患者血液循环和氧气供应,为急救争取更多宝贵时间。

10.

吸烟以及二手烟对人体健康有哪些危害?电子烟相比传统烟草是否更安全?普通人如何有效戒烟?

吸烟是医学上已确认的重大健康威胁之一,而戒烟则是预防相关疾病最为有效的手段。吸烟不仅直接危害吸烟者本人,还可能诱发包括呼吸系统肿瘤在内的多种肿瘤,以及慢性阻塞性肺疾病、糖尿病、高血压、脑卒中等慢性病,还会通过二手烟的形式对他人造成巨大伤害。二手烟的危害同样不容忽视,其有害物质浓度在环境中累积,可超过致病浓度,且由于吸入时间长,危害尤为严重。在中国,约70%的人口被动吸过二手烟,因此,应将二手烟问题作为重要的健康问题加以预防，严格限制吸烟环境，尤其是室内禁烟至关重要。

电子烟也非安全选择，其含有重金属、甲醛等有害成分，且吸入的尼古丁本身对健康也有影响。

部分吸烟者已意识到烟草的危害，并通过自身努力或亲友帮助成功戒烟。然而，也有一部分人存在烟草依赖，即“烟瘾”，难以自行戒烟。对于这部分人，除了依靠自身意志力，还可以寻求戒烟门诊的帮助，使用戒烟药物，或利用手机软件等辅助手段进行戒烟。医学界推行的“吸烟者健康维护”也是一种可行的方法，通过加强健康监测，早期发现潜在健康问题，并不断建议戒烟，以促使吸烟者保持健康状态。

11.

冬季气温下降，室内活动增加。细菌、病毒等微生物是如何导致疾病发生与传播的？又该如何预防？

进入冬季后，气候变冷且干燥，冷空气等因素易对呼吸道黏膜造成损害，增加感染病原体的风险。多种病原体可侵入人体呼吸道繁殖并引发疾病。冬季气温下降，冷空气导致呼吸道纤毛清除能力减弱，痰液和病原微生物更易滞留气道，削弱黏膜屏障功能，为病原体侵入提供机会，易造成呼吸道感染。此外，病原体能在多种物体表面存活数小时至数天，且肉眼无法看到其存在，增加了预防传染病的难度。

良好的个人生活习惯是预防呼吸道感染的有力武器。建议勤洗手、多通风、戴口罩，尤其在呼吸道传染病暴发时，避免聚集。老年人、儿童、慢性疾病患者等免疫力较低的人群，接种流感疫苗等非常重要，可有效降低感染风险。同时，保持规律作息、充足睡眠、均衡饮食、适度运动，也是增强健康、预防疾病的关键。

12.

心血管疾病患者日常该如何进行饮食管理？是否需要戒烟戒酒？又是否需要遵循特殊的饮食计划？

心血管疾病患者的饮食管理对病情控制和康复至关重要。患者应遵循低盐、低脂、低糖的“三低”饮食原则，减少高胆固醇食物摄入，增加富含膳食纤维的新鲜蔬菜、瓜果和全谷类食品摄入，保持饮食清淡，避免过度调味和煎炸食品。

戒烟限酒对心血管疾病患者尤为重要，吸烟和饮酒均会增加心脏负担，加重病情。日常饮食须注意调整结构，确保营养均衡。在专业营养师指导下制订个体化的饮食方案，根据病情、身体状况和营养需求，制订合适的饮食计划，有助于病情控制和健康促进。

对于已植入血管支架或心力衰竭的患者，应注重心血管专科的康复训练，以改善心脏健康。总之，遵循“合理膳食、戒烟限酒、适度运动”的心血管健康口诀，有助于维护心血管健康。

13.

冬季天气寒冷，关节炎等慢性骨疾病患者应注意什么，中医有哪些好的建议和办法？

保暖是关键。对于膝关节、踝关节等易受寒的关节部位，应做好保暖准备，如穿戴护膝、护踝等。通过保暖，可以有效防止寒冷天气导致的局部气血不通畅，进而减轻疾病症状。

食疗同样重要。冬至时节，可适当进食一些温补食品，如当归羊肉汤，加入枸杞、桂圆等，以补肾温阳，增加人体能量。这些食品有助于提升体内阳气，增强身体抵抗力。

通过中医功法保护骨骼。太极拳、八段锦等舒缓运动，能够调节气息，增强肌肉力量，活动全身关节，促进气血流通。这些功法在强身壮骨方面有着显著效果。

中医外用制剂助力骨骼健康。使用艾叶、花椒等常用的温通中药泡脚，可改善因天气寒冷造成的关节寒凝状态。适度使用这些制剂，能够缓解关节疼痛，预防疾病的发生和加重。

就近治疗。对于关节炎等慢性骨疾病患者，可根据情况选择就近的医院进行中医治疗。手法、针灸、中药复方、艾灸等中医技术，可有效改善疼痛、功能受限等症状，提高患者的生活质量。